妇产科诊治问题与处理

主 编◎于 莉 刘伟伟 魏晓蕾

赵春香 刘亚梅 王晓娜

吉林科学技术出版社

图书在版编目（CIP）数据

妇产科诊治问题与处理/ 于莉等主编. -- 长春：
吉林科学技术出版社, 2019.8
ISBN 978-7-5578-5942-8

Ⅰ.①妇… Ⅱ.①于… Ⅲ.①妇产科病–诊疗 Ⅳ.
①R71

中国版本图书馆CIP数据核字(2019)第167079号

妇产科诊治问题与处理
FUCHANKE ZHENZHI WENTI YU CHULI

出 版 人　李　梁
责任编辑　李　征　李红梅
书籍装帧　山东道克图文快印有限公司
封面设计　山东道克图文快印有限公司
开　　本　787mm×1092mm　1/16
字　　数　222千字
印　　张　9.75
印　　数　3000册
版　　次　2019年8月第1版
印　　次　2019年8月第1次印刷

出　　版　吉林科学技术出版社
发　　行　吉林科学技术出版社
地　　址　长春市福祉大路5788号出版集团A座
邮　　编　130000
发行部电话/传真　0431-81629529　81629530　81629531
　　　　　　　　　　81629532　81629533　81629534
储运部电话　0431-86059116
编辑部电话　0431-81629508
网　　址　http://www.jlstp.net
印　　刷　山东道克图文快印有限公司

书　　号　ISBN 978-7-5578-5942-8
定　　价　98.00元

《妇产科诊治问题与处理》
编委会

主　编

于　莉　　兖矿新里程总医院

刘伟伟　　聊城市中心医院

魏晓蕾　　寿光市人民医院

赵春香　　昌乐县五图街道卫生院马山分院

刘亚梅　　潍坊市人民医院

王晓娜　　潍坊市人民医院

副主编

李娟娟　　滨州市人民医院

李　乾　　American Academy of Acupuncture
　　　　　and Oriental Medicine (AAAOM)

毛　彬　　平度市中医医院

李　红　　山东省德州市平原县妇幼保健院

前　言

　　妇产科学是临床医学学科的组成部分之一。在漫长的医学发展史中,随着临床医学学科的整体进步,临床各学科的分工日趋明确,妇产科学也随之逐渐发展,演变为一门独立的学科。对临床医学本科生而言,妇产科学课程与内科学、外科学及儿科学等课程一样,是一门主干课程和必读课程。

　　全书共十一章,包括外阴及阴道炎症、子宫颈炎症、女性生殖器官发育异常、外阴肿瘤、妊娠滋养细胞疾病、异常妊娠、胎儿异常与多胎妊娠、胎盘与胎膜异常、羊水量与脐带异常、正常分娩、异常分娩等内容。详细阐述了临床妇产科常见疾病的诊断与治疗技术,内容丰富翔实,简明扼要,实用性强。全书力求内容上推陈出新,文字上删繁就简,体现出与时俱进的新面貌,对广大临床医生更新知识、提高临床工作能力提供帮助。

　　由于编者水平所限,编写过程中多处引用国内外文献,书中如有错误或不妥之处,欢迎广大读者批评指正。

编　者

目　录

第一章　外阴及阴道炎症

外阴及阴道炎症是妇科最常见疾病,各年龄组均可发病。外阴阴道与尿道、肛门毗邻,局部潮湿,易受污染;生育年龄妇女性活动较频繁,且外阴阴道是分娩、宫腔操作的必经之道,容易受到损伤及外界病原体的感染;绝经后妇女及婴幼儿雌激素水平低,局部抵抗力下降,也易发生感染。外阴及阴道炎可单独存在,也可两者同时存在。

一、阴道正常微生物群

正常阴道内有微生物寄居形成阴道正常微生物群,包括:①革兰阳性需氧菌及兼性厌氧菌,乳杆菌、棒状杆菌、非溶血性链球菌、肠球菌及表皮葡萄球菌;②革兰阴性需氧菌及兼性厌氧菌,加德纳菌(此菌革兰染色变异,有时呈革兰阳性)、大肠埃希菌及摩根菌;③专性厌氧菌,消化球菌、消化链球菌、类杆菌、动弯杆菌、梭杆菌及普雷沃菌;④支原体及假丝酵母菌。

二、阴道生态系统及影响阴道生态平衡因素

正常阴道内虽有多种微生物存在,但由于阴道与这些微生物之间形成生态平衡并不致病。在维持阴道生态平衡中,乳杆菌、雌激素及阴道 pH 起重要作用。在生理情况下,雌激素使阴道上皮增生变厚并增加细胞内糖原含量,阴道上皮细胞分解糖原为单糖,阴道乳杆菌将单糖转化为乳酸,维持阴道正常的酸性环境(pH≤4.5,多在 3.8～4.4),抑制其他病原体生长,称为阴道自净作用。在正常阴道微生物群中,以产生过氧化氢(H_2O_2)的乳杆菌为优势菌,乳杆菌除维持阴道的酸性环境外,其产生的 H_2O_2 细菌素等抗微生物因子可抑制致病微生物生长,同时通过竞争排斥机制阻止致病微生物黏附于阴道上皮细胞,维持阴道微生态平衡。阴道生态平衡一旦被打破或外源病原体侵入,即可导致炎症发生。若体内雌激素降低或阴道 pH 升高,如频繁性交(性交后阴道 pH 可上升至 7.2 并维持 6～8 小时)、阴道灌洗等均可使阴道 pH 升高,不利于乳杆菌生长。此外,长期应用抗生素抑制乳杆菌生长,或机体免疫力低下,均可使其他条件致病菌成为优势菌,引起炎症。

三、阴道分泌物

检查外阴及阴道炎症的共同特点是阴道分泌物增多及外阴瘙痒,但因病原体不同,分泌物特点、性质及瘙痒轻重不同。在做妇科检查时,应注意阴道分泌物颜色、气味及 pH。取阴道分泌物做 pH 测定及病原体检查,常用精密 pH 试纸测定 pH,将分泌物分别放在盛有 0.9%氯化钠溶液和 10%氢氧化钾溶液的两张玻片上,前者用于检查滴虫、线索细胞及白细胞,后者用于检查假丝酵母菌。

正常妇女虽也有一定量的阴道分泌物,但分泌物清亮、透明、无味,不引起外阴刺激症状。除外阴阴道炎外,子宫颈炎症等疾病也可导致阴道分泌物增多,因此,对阴道分泌物异常者,应做全面的妇科检查。

第一节　非特异性外阴炎

非特异性外阴炎是由物理、化学因素而非病原体所致的外阴皮肤或黏膜的炎症。

【病因】

外阴与尿道、肛门临近,经常受到经血、阴道分泌物、尿液、粪便刺激,若不注意皮肤清洁易引起外阴炎;其次糖尿病患者糖尿刺激、粪瘘患者粪便刺激以及尿瘘患者尿液长期浸渍等。此外,穿紧身化纤内裤、经期使用卫生巾导致局部通透性差,局部潮湿,均可引起非特异性外阴炎。

【临床表现】

外阴皮肤黏膜瘙痒、疼痛、烧灼感,于活动、性交、排尿及排便时加重。检查见外阴充血、肿胀、糜烂,常有抓痕,严重者形成溃疡或湿疹。慢性炎症可使皮肤增厚、粗糙、皲裂,甚至苔藓样变。

【治疗】

非特异性外阴炎的治疗原则为保持局部清洁、干燥,局部应用抗生素;重视消除病因。

1.局部治疗

局部治疗可用 0.1% 聚维酮碘液或 1∶5000 高锰酸钾液坐浴,每日 2 次,每次 15～30 分钟。坐浴后涂抗生素软膏或紫草油。另可选用中药水煎熏洗外阴部,每日 1～2 次。急性期还可选用微波或红外线局部物理治疗。

2.病因治疗

积极寻找病因,若发现糖尿病应及时治疗糖尿病,若有尿瘘、粪瘘应及时行修补术。

第二节　前庭大腺炎

病原体侵入前庭大腺引起炎症,称为前庭大腺炎。前庭大腺位于两侧大阴唇后 1/3 深部,腺管开口于处女膜与小阴唇之间,在性交、分娩等情况污染外阴部时易发生炎症。此病育龄妇女多见,幼女及绝经后期妇女少见。

【病原体】

主要病原体为葡萄球菌、大肠埃希菌、链球菌、肠球菌。随着性传播疾病发病率的增加,淋病奈瑟菌及沙眼衣原体已成为常见病原体。当急性炎症发作时,病原体首先侵犯腺管,导致前庭大腺导管炎,腺管开口往往因肿胀或渗出物凝聚而阻塞,脓液不能外流,积存而形成脓肿,称为前庭大腺脓肿。

【临床表现】

前庭大腺炎症多为一侧。初起时局部肿胀、疼痛、灼热感,行走不便,有时会致大小便困难。检查见局部皮肤红肿、发热、压痛明显,患侧前庭大腺开口处有时可见白色小点。当脓肿形成时,疼痛加剧,脓肿直径可达 3～6cm,局部可触及波动感。部分患者出现发热等全身症状,腹股沟淋巴结可呈不同程度增大。当脓肿内压力增大时,表面皮肤变薄,脓肿自行破溃,若破孔大,可自行引流,炎症较快消退而痊愈;若破孔小,引流不畅,则炎症持续不消退,并可反复急性发作。

【治疗】

当急性炎症发作时,需卧床休息,局部保持清洁。可取前庭大腺开口处分泌物进行细菌培养,确定病原体。根据病原体选用口服或肌内注射抗生素。另可选用清热、解毒中药局部热敷或坐浴。脓肿形成后需行切开引流及造口术,并放置引流条。

第三节　前庭大腺囊肿

前庭大腺囊肿系由前庭大腺腺管开口部阻塞,分泌物积聚于腺腔而形成。

【病因】

引起前庭大腺管阻塞的原因有:①前庭大腺脓肿消退后,腺管阻塞,脓液吸收后由黏液分泌物所代替。②先天性腺管狭窄或腺腔内黏液浓稠,分泌物排出不畅,导致囊肿形成。③前庭大腺管损伤,如分娩时会阴与阴道裂伤后瘢痕阻塞腺管口,或会阴后一侧切开术损伤腺管。前庭大腺囊肿可继发感染,形成脓肿并反复发作。

【临床表现】

前庭大腺囊肿多由小逐渐增大,囊肿多为单侧,也可为双侧。若囊肿小且无感染,患者可无自觉症状,往往于妇科检查时方被发现;若囊肿大,患者可有外阴坠胀感或性交不适。检查见囊肿多呈椭圆形,大小不等,位于外阴部后下方,可向大阴唇外侧突起。

【治疗】

行前庭大腺囊肿造口术取代以前的囊肿剥出术,造口术方法简单,损伤小,术后还能保留腺体功能。手术方法还可采用 CO_2 激光或微波行囊肿造口术。

第四节　滴虫阴道炎

滴虫阴道炎是由阴道毛滴虫引起的常见阴道炎症,也是常见的性传播疾病。

【病原体】

阴道毛滴虫适宜在温度 $25\sim40℃$ 、pH $5.2\sim6.6$ 的潮湿环境中生长,在 pH 5 以下或 7.5 以上环境中则不生长。滴虫生活史简单,只有滋养体而无包囊期,滋养体生存力较强,能在 $3\sim5℃$ 生存 21 日,在 46℃ 生存 $20\sim60$ 分钟,在半干燥环境中生存约 10 小时;在普通肥皂水中也能生存 $45\sim120$ 分钟。月经前、后阴道 pH 发生变化,月经后接近中性,故隐藏在腺体及阴道皱襞中的滴虫于月经前、后常得以繁殖,引起炎症发作。滴虫能消耗或吞噬阴道上皮细胞内的糖原,阻碍乳酸生成,使阴道 pH 升高。滴虫阴道炎患者的阴道 pH 为 $5.0\sim6.5$。滴虫不仅寄生于阴道,还常侵入尿道或尿道旁腺,甚至膀胱、肾盂以及男性的包皮皱襞、尿道或前列腺中。滴虫能消耗氧,使阴道成为厌氧环境,易致厌氧菌繁殖。约60%患者合并细菌性阴道病。

【传播方式】

1.经性交直接传播

经性交直接传播是主要的传播方式。由于男性感染滴虫后常无症状,易成为感染源。

2.间接传播

滴虫阴道炎经公共浴池、浴盆、浴巾、游泳池、坐式便器、衣物、污染的器械及敷料等可间接传播。

【临床表现】

滴虫阴道炎的潜伏期为4~28日。25%~50%患者感染初期无症状。滴虫阴道炎的主要症状是阴道分泌物增多及外阴瘙痒,间或有灼热、疼痛、性交痛等。分泌物典型特点为稀薄脓性、黄绿色、泡沫状、有臭味。分泌物呈脓性是因分泌物中含有白细胞,若合并其他感染则呈黄绿色;呈泡沫状、有臭味是因滴虫无氧酵解碳水化合物,产生腐臭气体。瘙痒部位主要为阴道口及外阴。若合并尿道感染,可有尿频、尿痛,有时可见血尿。阴道毛滴虫能吞噬精子,并能阻碍乳酸生成,影响精子在阴道内存活,可致不孕。检查见阴道黏膜充血,严重者有散在出血点,甚至宫颈有出血斑点,形成"草莓样"宫颈,后穹隆有多量白带,呈灰黄色、黄白色稀薄液体或黄绿色脓性分泌物,常呈泡沫状。带虫者阴道黏膜无异常改变。

【诊断】

典型病例容易诊断,若在阴道分泌物中找到滴虫即可确诊。最简便的方法是0.9%氯化钠溶液湿片法,具体方法是:取0.9%氯化钠温溶液一滴放于玻片上,在阴道侧壁取典型分泌物混于0.9%氯化钠溶液中,立即在低倍光镜下寻找滴虫。显微镜下可见到呈波状运动的滴虫及增多的白细胞被推移。此方法的敏感性为60%~70%。对可疑患者,若多次湿片法未能发现滴虫时,可送培养,准确性达98%左右。取分泌物前24~48小时避免性交、阴道灌洗或局部用药,取分泌物时阴道窥器不涂润滑剂,分泌物取出后应及时送检并注意保暖,否则滴虫活动力减弱,造成辨认困难。

【治疗】

因滴虫阴道炎可同时有尿道、尿道旁腺、前庭大腺滴虫感染,治愈此病,需全身用药,主要治疗药物为甲硝唑及替硝唑。

1.全身用药

全身用药初次治疗可选择甲硝唑2g,单次口服;或替硝唑2g,单次口服;或甲硝唑400mg,每日2次,连服7日。口服药物的治愈率为90%~95%。服药后偶见胃肠道反应,如食欲减退、恶心、呕吐。此外,偶见头痛、皮疹、白细胞减少等,一旦发现应停药。甲硝唑用药期间及停药24小时内,替硝唑用药期间及停药72小时内禁止饮酒,哺乳期用药不宜哺乳。

2.性伴侣的治疗

滴虫阴道炎主要由性行为传播,性伴侣应同时进行治疗,并告知患者及其性伴侣治愈前应避免无保护性交。

3.随访及治疗失败的处理

由于滴虫阴道炎患者再感染率很高,可考虑对患有滴虫阴道炎的性活跃女性在最初感染

3个月后重新进行筛查。对甲硝唑 2g 单次口服,治疗失败且排除再次感染者,增加甲硝唑疗程及剂量仍有效。若为初次治疗失败,可重复应用甲硝唑 400mg,每日 2 次,连服 7 天;或替硝唑 2g,单次口服。若治疗仍失败,给予甲硝唑 2g,每日 1 次,连服 5 天或替硝唑 2g,每日 1 次,连服 5 天。

4.妊娠合并滴虫阴道炎的治疗

妊娠期滴虫阴道炎可导致胎膜早破、早产及低出生体重儿,治疗有症状的妊娠期滴虫阴道炎可以减轻症状,减少传播,防止新生儿呼吸道和生殖道感染。方案为甲硝唑 2g 顿服,或甲硝唑 400mg,每日 2 次,连服 7 天。但甲硝唑治疗能否改善滴虫阴道炎的产科并发症尚无定论,因此在应用甲硝唑时,最好取得患者及其家属的知情同意。

5.治疗中的注意事项

有复发症状的病例多数为重复感染,为避免重复感染,内裤及洗涤用的毛巾应煮沸 5～10 分钟以消灭病原体,并应对其性伴侣进行治疗。因滴虫阴道炎可合并其他性传播疾病,应注意有无其他性传播疾病。

第五节　外阴阴道假丝酵母菌病

外阴阴道假丝酵母菌病(VVC)曾称外阴阴道念珠菌病,是由假丝酵母菌引起的常见外阴阴道炎症。国外资料显示,约 75% 妇女一生中至少患过 1 次外阴阴道假丝酵母菌病,45% 妇女经历过 2 次或 2 次以上的发病。

【病原体及诱发因素】

80%～90%病原体为白假丝酵母菌,10%～20%为光滑假丝酵母菌、近平滑假丝酵母菌、热带假丝酵母菌等。酸性环境适宜假丝酵母菌生长,有假丝酵母菌感染的阴道 pH 多在 4.0～4.7,通常 <4.5。白假丝酵母菌为双相菌,有酵母相和菌丝相,酵母相为芽生孢子,在无症状寄居及传播中起作用;菌丝相为芽生孢子伸长成假菌丝,侵袭组织能力加强。假丝酵母菌对热的抵抗力不强,加热至 60℃ 1 小时即死亡;但对干燥、日光、紫外线及化学制剂等抵抗力较强。

白假丝酵母菌为机会致病菌,10%～20%非孕妇女及 30%孕妇阴道中有此菌寄生,但菌量极少,呈酵母相,并不引起症状。只有在全身及阴道局部细胞免疫能力下降、假丝酵母菌大量繁殖并转变为菌丝相,才出现症状。常见发病诱因有:应用广谱抗生素、妊娠、糖尿病、大量应用免疫抑制剂以及接受大量雌激素治疗。长期应用抗生素,抑制乳杆菌生长,有利于假丝酵母菌繁殖。当妊娠及糖尿病时,机体免疫力下降,阴道组织内糖原增加,酸度增高,有利于假丝酵母菌生长。大量应用免疫抑制剂如皮质类固醇激素或免疫缺陷综合征,机体抵抗力降低。其他诱因有胃肠道假丝酵母菌、穿紧身化纤内裤及肥胖,后者可使会阴局部温度及湿度增加,假丝酵母菌易于繁殖引起感染。

【传染途径】

(1)主要为内源性传染,假丝酵母菌除作为条件致病菌寄生阴道外,也可寄生于人的口腔、肠道,一旦条件适宜可引起感染。这 3 个部位的假丝酵母菌可互相传染。

（2）少部分患者可通过性交直接传染。

（3）极少通过接触感染的衣物间接传染。

【临床表现】

外阴阴道假丝酵母菌病的主要表现为外阴瘙痒、灼痛、性交痛以及尿痛，部分患者阴道分泌物增多。尿痛特点是排尿时尿液刺激水肿的外阴及前庭导致疼痛。分泌物由脱落上皮细胞和菌丝体、酵母菌和假菌丝组成，其特征为白色稠厚呈凝乳或豆腐渣样。妇科检查可见外阴红斑、水肿，常伴有抓痕，严重者可见皮肤皲裂、表皮脱落。阴道黏膜红肿、小阴唇内侧及阴道黏膜附有白色块状物，擦除后露出红肿黏膜面，急性期还可能见到糜烂及浅表溃疡。

根据其流行情况、临床表现、微生物学、宿主情况，VVC可分为单纯性外阴阴道假丝酵母菌病和复杂性外阴阴道假丝酵母菌病，见表1-1。其中VVC的临床表现按VVC评分标准划分，评分≥7分为重度VVC，而<7分为轻、中度VVC，见表1-2。10%～20%的妇女表现为复杂性VVC。

表 1-1　VVC 临床分类

	单纯性 VVC	复杂性 VVC
发生频率	散发或非经常发作	复发性
临床表现	轻到中度	重度
真菌种类	白假丝酵母菌	非白假丝酵母菌
宿主情况	免疫功能正常	免疫功能低下或应用免疫抑制剂或未控制糖尿病、妊娠

表 1-2　VVC 临床评分标准

评分项目	0	1	2	3
瘙痒	无	偶有发作,可被忽略	能引起重视	持续发作,坐立不安
疼痛	无	轻	中	重
阴道黏膜充血、水肿	无	轻	中	重
外阴抓痕、皲裂、糜烂	无	/	/	有
分泌物量	无	较正常稍多	量多,无溢出	量多,有溢出

【诊断】

对有阴道炎症状或体征的妇女，若在阴道分泌物中找到假丝酵母菌的芽生孢子或假菌丝即可确诊。可用0.9%氯化钠溶液湿片法或10%氢氧化钾溶液湿片法或革兰染色检查分泌物中的芽生孢子和假菌丝。由于10%氢氧化钾溶液可溶解其他细胞成分，假丝酵母菌检出率高于0.9%氯化钠溶液。若有症状而多次湿片法检查为阴性；或为顽固病例，为确诊是否为非白假丝酵母菌感染，可采用培养法。pH测定具有重要鉴别意义，若pH<4.5，可能为单纯假丝酵母菌感染，若pH>4.5可能存在混合感染，尤其是细菌性阴道病的混合感染。

【治疗】

消除诱因,根据患者情况选择局部或全身应用抗真菌药物。

1.消除诱因

若有糖尿病应给予积极治疗,及时停用广谱抗生素、雌激素及皮质类固醇激素。勤换内裤,用过的内裤、盆及毛巾均应用开水烫洗。

2.单纯性 VVC 的治疗

单纯性 VVC 的治疗可局部用药,也可全身用药,主要以局部短疗程抗真菌药物为主。全身用药与局部用药的疗效相似,治愈率 80%~90%;唑类药物的疗效高于制霉菌素。

(1)局部用药:可选用下列药物放于阴道内。①咪康唑栓剂,每晚 1 粒(200mg),连用 7 日;或每晚 1 粒(400mg),连用 3 日;或 1 粒(1200mg),单次用药。②克霉唑栓剂,每晚 1 粒(150mg),塞入阴道深部,连用 7 日,或每日早、晚各 1 粒(150mg),连用 3 日;或 1 粒(500mg),单次用药。③制霉菌素栓剂,每晚 1 粒(10 万 U),连用 10~14 日。

(2)全身用药:对不能耐受局部用药者、未婚妇女及不愿采用局部用药者,可选用口服药物。常用药物:氟康唑 150mg,顿服。

3.复杂性 VVC 的治疗

(1)严重 VVC:无论局部用药还是口服药物均应延长治疗时间。若为局部用药,延长为 7~14 日;若口服氟康唑 150mg,则 72 小时后加服 1 次。症状严重者,局部应用低浓度糖皮质激素软膏或唑类霜剂。

(2)复发性外阴阴道假丝酵母菌病(RVVC)的治疗:一年内有症状并经真菌学证实的 VVC 发作 4 次或以上,称为 RVVC,发生率约 5%。多数患者复发机制不明确。抗真菌治疗分为初始治疗及巩固治疗。根据培养和药物敏感试验选择药物。在初始治疗达到真菌学治愈后,给予巩固治疗至半年。初始治疗若为局部治疗,延长治疗时间为 7~14 日;若口服氟康唑 150mg,则第 4 日、第 7 日各加服 1 次。巩固治疗方案:目前国内外尚无成热方案,可口服氟康唑 150mg,每周 1 次,连续 6 个月;也可根据复发规律,在每月复发前给予局部用药巩固治疗。

在治疗前应进行真菌培养确诊。治疗期间定期复查监测疗效及药物副作用,一旦发现副作用,立即停药。

(3)妊娠合并外阴阴道假丝酵母菌病的治疗:局部治疗为主,以 7 日疗法效果为佳,禁用口服唑类药物。

4.性伴侣治疗

无需对性伴侣进行常规治疗。约 15% 男性与女性患者接触后患有龟头炎,对有症状男性应进行假丝酵母菌检查及治疗,预防女性重复感染。

5.随访

若症状持续存在或诊断后 2 个月内复发者,需再次复诊。对 RVVC 在治疗结束后 7~14 日、1 个月、3 个月和 6 个月各随访 1 次,3 个月及 6 个月时建议同时进行真菌培养。

第六节　细菌性阴道病

细菌性阴道病(BV)为阴道内正常菌群失调所致的一种混合感染,但临床及病理特征无炎症改变。

【病因】

正常阴道内以产生过氧化氢的乳杆菌占优势,在细菌性阴道病时,阴道内能产生过氧化氢的乳杆菌减少,导致其他微生物大量繁殖,主要有加德纳菌、厌氧菌(动弯杆菌、普雷沃菌、紫单胞菌、类杆菌、消化链球菌等)以及人型支原体,其中以厌氧菌居多,厌氧菌数量可增加100~1000倍。促使阴道菌群发生变化的原因仍不清楚,推测可能与频繁性交、多个性伴侣或阴道灌洗使阴道碱化有关。

细菌性阴道病除导致阴道炎症外,还可引起其他不良结局,如妊娠期细菌性阴道病可导致绒毛膜羊膜炎、胎膜早破、早产;非孕妇女可引起子宫内膜炎、盆腔炎、子宫切除术后阴道断端感染。

【临床表现】

10%~40%患者无临床症状,有症状者主要表现为阴道分泌物增多,有鱼腥臭味,尤其性交后加重,可伴有轻度外阴瘙痒或烧灼感。分泌物呈鱼腥臭味是由于厌氧菌繁殖的同时可产生胺类物质(尸胺、腐胺、三甲胺)所致。检查见阴道黏膜无充血的炎症表现,分泌物特点为灰白色,均匀一致,稀薄,常黏附于阴道壁,但黏度很低,容易将分泌物从阴道壁拭去。

【诊断】

主要采用 Amsel 临床诊断标准,下列 4 项中有 3 项阳性,即可临床诊断为细菌性阴道病。

(1)匀质、稀薄、白色阴道分泌物,常黏附于阴道壁。

(2)线索细胞(clue cell)阳性:取少许阴道分泌物放在玻片上,加 1 滴 0.9%氯化钠溶液混合,高倍显微镜下寻找线索细胞。线索细胞即阴道脱落的表层细胞,于细胞边缘贴附颗粒状物即各种厌氧菌,尤其是加德纳菌,细胞边缘不清。细菌性阴道病时线索细胞需大于20%。

(3)阴道分泌物 pH>4.5。

(4)胺臭味试验阳性:取阴道分泌物少许放在玻片上,加入 10%氢氧化钾溶液 1~2 滴,产生烂鱼肉样腥臭气味,系因胺遇碱释放氨所致。

除 Amsel 临床诊断标准外,还可应用阴道分泌物涂片的 Nugent 革兰染色评分,根据各种细菌的相对浓度进行诊断。目前有研究显示,厌氧菌代谢产物的检测可用于细菌性阴道病的辅助诊断,但尚未得到公认。细菌性阴道病为正常微生物群失调,细菌定性培养在诊断中意义不大。本病应与其他阴道炎相鉴别,见表1-3。

表 1-3　细菌性阴道病与其他阴道炎的鉴别诊断

	细菌性阴道病	外阴阴道假丝酵母菌病	滴虫阴道炎
症状	分泌物增多,无或轻度瘙痒	重度瘙痒,烧灼感	分泌物增多,轻度瘙痒
分泌物特点	白色,匀质,腥臭味	白色,豆腐渣样	稀薄、脓性、泡沫状
阴道黏膜	正常	水肿、红斑	散在出血点
阴道 pH	>4.5	<4.5	>4.5
胺试验	阳性	阴性	可为阳性
显微镜检查	线索细胞,极少白细胞	芽生孢子及假菌丝,少量白细胞	阴道毛滴虫,多量白细胞

【治疗】

治疗原则为选用抗厌氧菌药物,主要有甲硝唑、替硝唑、克林霉素。甲硝唑抑制厌氧菌生长,不影响乳杆菌生长,是较理想的治疗药物,但对支原体效果差。

1.口服药物

首选甲硝唑 400mg,每日 2 次,口服,共 7 日;替代方案:替硝唑 2g,口服,每日 1 次,连服 3 日;或替硝唑 1g,口服,每日 1 次,连服 5 日;或克林霉素 300mg,每日 2 次,连服 7 日。甲硝唑 2g 顿服的治疗效果差,不再推荐应用。

2.局部药物治疗

含甲硝唑栓剂 200mg,每晚 1 次,连用 7 日;或 2%克林霉素软膏阴道涂布,每次 5g,每晚 1 次,连用 7 日。口服药物与局部用药疗效相似,治愈率 80%左右。

3.性伴侣的治疗

本病虽与多个性伴侣有关,但对性伴侣给予治疗并未改善治疗效果及降低其复发,因此,性伴侣不需常规治疗。

4.妊娠期细菌性阴道病的治疗

细菌性阴道病与不良妊娠结局(如绒毛膜羊膜炎、胎膜早破、早发宫缩、早产、产后子宫内膜炎等)有关,对妊娠合并细菌性阴道病的治疗益处是减少阴道感染的症状和体征,减少细菌性阴道病相关感染的并发症和其他感染。对高危早产孕妇(有早产史)的无症状 BV 进行筛查及治疗能否改善早产并发症亦尚无定论。任何有症状的细菌性阴道病孕妇均需筛查及治疗。用药方案为甲硝唑 400mg,口服,每日 2 次,连用 7 日;或克林霉素 300mg,口服,每日 2 次,连用 7 日。

5.随访

治疗后无症状者不需常规随访。对妊娠合并 BV 需要随访治疗效果。细菌性阴道病复发较常见,对症状持续或症状重复出现者,应告知患者复诊,接受治疗。可选择与初次治疗不同的抗厌氧菌药物,也可试用阴道乳杆菌制剂。

第七节　萎缩性阴道炎

萎缩性阴道炎常见于自然绝经或人工绝经后妇女,也可见于产后闭经或药物假绝经治疗的妇女。

【病因】

绝经后妇女因卵巢功能衰退,雌激素水平降低,阴道壁萎缩,黏膜变薄,上皮细胞内糖原减少,阴道内 pH 增高,多为 5.0～7.0,嗜酸性的乳杆菌不再为优势菌,局部抵抗力降低,其他致病菌过度繁殖或容易入侵引起炎症。

【临床表现】

萎缩性阴道炎的主要症状为外阴灼热不适、瘙痒及阴道分泌物增多。阴道分泌物稀薄,呈淡黄色,感染严重者呈脓血性白带。由于阴道黏膜萎缩,可伴有性交痛。检查见阴道呈萎缩性改变,上皮皱襞消失,萎缩,菲薄。阴道黏膜充血,有散在小出血点或点状出血斑,有时见浅表溃疡。溃疡面可与对侧粘连,严重时造成狭窄甚至闭锁,炎症分泌物引流不畅形成阴道积脓或宫腔积脓。

【诊断】

根据绝经、卵巢手术史、盆腔放射治疗史或药物性闭经史及临床表现,诊断一般不难,但应排除其他疾病才能诊断。取阴道分泌物检查,镜下见大量基底层细胞及白细胞而无滴虫及假丝酵母菌。对有血性白带者,应与子宫恶性肿瘤鉴别,需常规进行宫颈细胞学检查,必要时行分段诊刮术。对阴道壁肉芽组织及溃疡,需与阴道癌相鉴别,可行局部活组织检查。

【治疗】

治疗原则为补充雌激素增加阴道抵抗力;抗生素抑制细菌生长。

1.增加阴道抵抗力

针对病因,补充雌激素是萎缩性阴道炎的主要治疗方法。雌激素制剂可局部给药,也可全身给药。可用雌三醇软膏局部涂抹,每日 1～2 次,连用 14 日。为防止阴道炎复发,亦可全身用药,对同时需要性激素替代治疗的患者,可给予替勃龙 2.5mg,每日 1 次,也可选用其他雌孕激素制剂连续联合用药。

2.抑制细菌生长

阴道局部应用抗生素如诺氟沙星 100mg,放于阴道深部,每日 1 次,7～10 日为 1 个疗程。也可选用中药如保妇康栓等。对阴道局部干涩明显者,可应用润滑剂。

第八节　婴幼儿外阴阴道炎

婴幼儿阴道炎常见于 5 岁以下幼女,多与外阴炎并存。

【病因及病原体】

由于婴幼儿的解剖、生理特点,容易发生炎症。①婴幼儿解剖特点为外阴发育差,不能遮盖尿道口及阴道前庭,细菌容易侵入。②婴幼儿的阴道环境与成人不同,新生儿出生后2～3周,母体来源的雌激素水平下降,雌激素水平低,阴道上皮薄,糖原少,pH升至6～8,乳杆菌为非优势菌,抵抗力低,易受其他细菌感染。③婴幼儿卫生习惯不良,外阴不洁、大便污染、外阴损伤或蛲虫感染,均可引起炎症。④阴道误放异物,婴幼儿好奇,在阴道内放置橡皮、铅笔头、纽扣等异物,造成继发感染。常见病原体有大肠埃希菌及葡萄球菌、链球菌等。目前,淋病奈瑟菌、阴道毛滴虫、白假丝酵母菌也成为常见病原体。病原体常通过患病母亲或保育员的手、衣物、毛巾、浴盆等间接传播。

【临床表现】

婴幼儿外阴阴道炎的主要症状为阴道分泌物增多,呈脓性。在临床上多由母亲发现婴幼儿内裤有脓性分泌物而就诊。大量分泌物刺激引起外阴痛痒,患儿哭闹、烦躁不安或用手搔抓外阴。部分患儿伴有下泌尿道感染,出现尿急、尿频、尿痛。若有小阴唇粘连,排尿时尿流变细、分道或尿不成线。检查可见外阴、阴蒂、尿道口、阴道口黏膜充血、水肿,有时可见脓性分泌物自阴道口流出。病变严重者,外阴表面可见溃疡,小阴唇可发生粘连,粘连的小阴唇有时遮盖阴道口及尿道口,粘连的上、下方可各有一裂隙,尿自裂隙排出。在检查时还应做肛诊排除阴道异物及肿瘤。对有小阴唇粘连者,应注意与外生殖器畸形鉴别。

【诊断】

婴幼儿语言表达能力差,采集病史常需详细询问女孩母亲,同时询问母亲有无阴道炎病史,结合症状及查体所见,通常可做出初步诊断。用细棉拭子或吸管取阴道分泌物找阴道毛滴虫、白假丝酵母菌或涂片行革兰染色进行病原学检查,以明确病原体,必要时做细菌培养。

【治疗】

治疗原则为:①保持外阴清洁、干燥,减少摩擦。②针对病原体选择相应口服抗生素治疗,或用吸管将抗生素溶液滴入阴道。③对症处理——有蛲虫者,给予驱虫治疗;若阴道有异物,应及时取出;小阴唇粘连者外涂雌激素软膏后,多可松解,严重者应分离粘连,并涂以抗生素软膏。

第二章　子宫颈炎症

子宫颈炎症是妇科常见疾病之一,包括子宫颈阴道部炎症及子宫颈管黏膜炎症。因子宫颈阴道部鳞状上皮与阴道鳞状上皮相延续,阴道炎症均可引起子宫颈阴道部炎症。由于子宫颈管黏膜上皮为单层柱状上皮,抗感染能力较差,易发生感染。临床多见的子宫颈炎是急性子宫颈管黏膜炎,若急性子宫颈炎未经及时诊治或病原体持续存在,可导致慢性子宫颈炎症。

第一节　急性子宫颈炎

急性子宫颈炎,习称急性宫颈炎,是指子宫颈发生急性炎症,包括局部充血、水肿,上皮变性、坏死,黏膜、黏膜下组织、腺体周围见大量中性粒细胞浸润,腺腔中可有脓性分泌物。急性子宫颈炎可由多种病原体引起,也可由物理因素、化学因素刺激或机械性子宫颈损伤、子宫颈异物伴发感染所致。

【病因及病原体】

急性子宫颈炎的病原体:①性传播疾病病原体,淋病奈瑟菌及沙眼衣原体,主要见于性传播疾病的高危人群;②内源性病原体,部分子宫颈炎的病原体与细菌性阴道病病原体、生殖支原体感染有关。但也有部分患者的病原体不清楚。沙眼衣原体及淋病奈瑟菌均感染子宫颈管柱状上皮,沿黏膜面扩散引起浅层感染,病变以子宫颈管明显。除子宫颈管柱状上皮外,淋病奈瑟菌还常侵袭尿道移行上皮、尿道旁腺及前庭大腺。

【临床表现】

急性子宫颈炎大部分患者无症状。有症状者主要表现为阴道分泌物增多,呈黏液脓性,阴道分泌物刺激可引起外阴瘙痒及灼热感。此外,可出现经间期出血、性交后出血等症状。若合并尿路感染,可出现尿急、尿频、尿痛。妇科检查见子宫颈充血、水肿、黏膜外翻,有黏液脓性分泌物附着甚至从子宫颈管流出,子宫颈管黏膜质脆,容易诱发出血。若为淋病奈瑟菌感染,因尿道旁腺、前庭大腺受累,可见尿道口、阴道口黏膜充血、水肿以及多量脓性分泌物。

【诊断】

出现两个特征性体征之一、显微镜检查子宫颈或阴道分泌物白细胞增多,可做出急性子宫颈炎症的初步诊断。子宫颈炎症诊断后,需进一步做衣原体及淋病奈瑟菌的检测。

1.两个特征性体征,具备一个或两个同时具备

(1)于子宫颈管或子宫颈管棉拭子标本上,肉眼见到脓性或黏液脓性分泌物。

(2)用棉拭子擦拭子宫颈管时,容易诱发子宫颈管内出血。

2.白细胞检测

子宫颈管分泌物或阴道分泌物中白细胞增多,后者需排除引起白细胞增多的阴道炎症。

（1）子宫颈管脓性分泌物涂片进行革兰染色,中性粒细胞＞30/高倍视野。

（2）阴道分泌物湿片检查白细胞＞10/高倍视野。

3.病原体检测

应进行衣原体及淋病奈瑟菌的检测,以及有无细菌性阴道病及滴虫阴道炎。检测淋病奈瑟菌常用的方法有:①分泌物涂片革兰染色,查找中性粒细胞内有无革兰阴性双球菌,由于子宫颈分泌物的敏感性、特异性差,不推荐用于女性淋病的诊断方法。②淋病奈瑟菌培养,为诊断淋病的金标准方法。③核酸检测,包括核酸杂交及核酸扩增,尤其核酸扩增方法诊断淋病奈瑟菌感染的敏感性及特异性高。检测沙眼衣原体常用的方法有:①衣原体培养,因其方法复杂,临床少用。②酶联免疫吸附试验检测沙眼衣原体抗原,为临床常用的方法。③核酸检测,包括核酸杂交及核酸扩增,尤以后者为检测衣原体感染敏感、特异的方法。但应做好质量控制,避免污染。

子宫颈炎也可以是上生殖道感染的一个征象,因此,对子宫颈炎患者应注意有无上生殖道感染。

【治疗】

急性子宫颈炎的治疗主要为抗生素药物治疗,可根据不同情况采用经验性抗生素治疗及针对病原体的抗生素治疗。

1.经验性抗生素治疗

对有以下性传播疾病高危因素的患者(如年龄小于 25 岁,多性伴或新性伴,并且为无保护性性交),在未获得病原体检测结果前,采用针对衣原体的经验性抗生素治疗,方案为阿奇霉素 1g 单次顿服;或多西环素 100mg,每日 2 次,连服 7 日。

2.针对病原体的抗生素治疗

对于获得病原体者,选择针对病原体的抗生素。

（1）单纯急性淋病奈瑟菌性子宫颈炎:主张大剂量、单次给药,常用药物有头孢菌素,如头孢曲松钠 250mg,单次肌内注射;或头孢克肟 400mg,单次口服;也可选择头孢唑肟 500mg,肌内注射;头孢西丁 2g,肌内注射,加用丙磺舒 1g 口服;头孢噻肟钠 500mg,肌内注射;另可选择氨基糖苷类抗生素中的大观霉素 4g,单次肌内注射。

（2）沙眼衣原体感染所致子宫颈炎:治疗药物主要包括以下几种。①四环素类:如多西环素 100mg,每日 2 次,连服 7 日;②红霉素类:主要有阿奇霉素 1g,单次顿服,或红霉素 500mg,每日 4 次,连服 7 日;③喹诺酮类:主要有氧氟沙星 300mg,每日 2 次,连服 7 日;左氧氟沙星 500mg,每日 1 次,连服 7 日;莫西沙星 400mg,每日 1 次,连服 7 日。

淋病奈瑟菌感染常伴有衣原体感染,因此,若为淋菌性子宫颈炎,治疗时除选用抗淋病奈瑟菌药物外,同时应用抗衣原体感染药物。

（3）合并细菌性阴道病:同时治疗细菌性阴道病,否则将导致子宫颈炎持续存在。

3.性伴侣的处理

若子宫颈炎患者的病原体为沙眼衣原体及淋病奈瑟菌,应对其性伴进行相应的检查及治疗。

第二节　慢性子宫颈炎

　　慢性子宫颈炎，习称慢性宫颈炎，是指子宫颈间质内有大量淋巴细胞、浆细胞等慢性炎细胞浸润，可伴有子宫颈腺上皮及间质的增生和鳞状上皮化生。慢性子宫颈炎症可由急性子宫颈炎症迁延而来，也可为病原体持续感染所致，病原体与急性子宫颈炎相似。

　　【病理】

　　1.慢性子宫颈管黏膜炎

　　由于子宫颈管黏膜皱襞较多，感染后容易形成持续性子宫颈黏膜炎，表现为子宫颈管黏液及脓性分泌物，反复发作。

　　2.子宫颈息肉

　　子宫颈息肉是子宫颈管腺体和间质的局限性增生，并向子宫颈外口突出形成息肉。检查见子宫颈息肉通常为单个，也可为多个，红色，质软而脆，呈舌型，可有蒂，蒂宽窄不一，根部可附在子宫颈外口，也可在子宫颈管内。光镜下见息肉表面被覆高柱状上皮，间质水肿、血管丰富以及慢性炎性细胞浸润。子宫颈息肉极少恶变，但应与子宫的恶性肿瘤鉴别。

　　3.子宫颈肥大

　　慢性炎症的长期刺激导致腺体及间质增生。此外，子宫颈深部的腺囊肿均可使子宫颈呈不同程度肥大，硬度增加。

　　【临床表现】

　　慢性子宫颈炎多无症状，少数患者可有阴道分泌物增多，淡黄色或脓性，性交后出血，月经间期出血，偶有分泌物刺激引起外阴瘙痒或不适。妇科检查可发现子宫颈呈糜烂样改变，或有黄色分泌物覆盖子宫颈口或从子宫颈口流出，也可表现为子宫颈息肉或子宫颈肥大。

　　【诊断及鉴别诊断】

　　根据临床表现可初步做出慢性子宫颈炎的诊断，但应注意将妇科检查所发现的阳性体征与子宫颈的常见病理生理改变进行鉴别。

　　1.子宫颈柱状上皮异位和子宫颈上皮内瘤变

　　除慢性子宫颈炎外，子宫颈的生理性柱状上皮异位、子宫颈上皮内瘤变，甚至早期宫颈癌也可呈现子宫颈糜烂样改变。生理性柱状上皮异位即子宫颈外口处的子宫颈阴道部外观呈细颗粒状的红色区，阴道镜下表现为宽大的转化区，肉眼所见的红色区为柱状上皮覆盖，由于柱状上皮菲薄，其下间质透出而成红色。曾将此种情况称为"宫颈糜烂"，并认为是慢性子宫颈炎最常见的病理类型之一。但目前已明确"宫颈糜烂"并不是病理学上的上皮溃疡、缺失所致的真性糜烂，也与慢性子宫颈炎症的定义即间质中出现慢性炎细胞浸润并不一致。因此，"宫颈糜烂"作为慢性子宫颈炎症的诊断术语已不再恰当。子宫颈糜烂样改变只是一个临床征象，可为生理性改变，也可为病理性改变。生理性柱状上皮异位多见于青春期、生育年龄妇女雌激素分泌旺盛者、口服避孕药或妊娠期，由于雌激素的作用，鳞柱交界处外移，子宫颈局部呈糜烂样改变外观。此外，子宫颈上皮内瘤变及早期宫颈癌也可使子宫颈呈糜烂样改变，因此对于子宫颈糜烂样改变者需进行子宫颈细胞学检查和(或)HPV 检测,必要时行阴道镜及活组织检查以除外子宫颈上皮内瘤变或宫颈癌。

2.子宫颈腺囊肿

子宫颈腺囊肿绝大多数情况下是子宫颈的生理性变化。子宫颈转化区内鳞状上皮取代柱状上皮过程中,新生的鳞状上皮覆盖子宫颈腺管口或伸入腺管,将腺管口阻塞,导致腺体分泌物引流受阻,潴留形成囊肿。子宫颈局部损伤或子宫颈慢性炎症使腺管口狭窄,也可导致子宫颈腺囊肿形成。镜下见囊壁被覆单层扁平、立方或柱状上皮。浅部的子宫颈腺囊肿检查见子宫颈表面突出单个或多个青白色小囊泡,容易诊断。子宫颈腺囊肿通常不需处理。但深部的子宫颈腺囊肿,子宫颈表面无异常,表现为子宫颈肥大,应与子宫颈腺癌鉴别。

3.子宫恶性肿瘤

子宫颈息肉应与子宫颈的恶性肿瘤以及子宫体的恶性肿瘤相鉴别,因后两者也可呈息肉状,从子宫颈口突出,鉴别方法行子宫颈息肉切除,病理组织学检查确诊。除慢性炎症外,内生型宫颈癌尤其腺癌也可引起子宫颈肥大,因此对子宫颈肥大者,需行子宫颈细胞学检查,必要时行子宫颈管搔刮术进行鉴别。

【治疗】

不同病变采用不同的治疗方法。对表现为糜烂样改变者,若为无症状的生理性柱状上皮异位无须处理。对糜烂样改变伴有分泌物增多、乳头状增生或接触性出血,可给予局部物理治疗,包括激光、冷冻、微波等方法,也可给予中药保妇康栓治疗或其作为物理治疗前后的辅助治疗。但治疗前必须经筛查除外子宫颈上皮内瘤变和宫颈癌。

物理治疗注意事项:①治疗前,应常规行宫颈癌筛查。②有急性生殖道炎症列为禁忌。③治疗时间选在月经干净后 3～7 日内进行。④物理治疗后有阴道分泌物增多,甚至有大量水样排液,术后 1～2 周脱痂时可有少许出血。⑤在创面尚未完全愈合期间(4～8 周)禁盆浴、性交和阴道冲洗。⑥物理治疗有引起术后出血,子宫颈狭窄,不孕,感染的可能,治疗后应定期复查。观察创面愈合情况直到痊愈,同时注意有无子宫颈管狭窄。

1.慢性子宫颈管黏膜炎

对持续性子宫颈管黏膜炎症,需了解有无沙眼衣原体及淋病奈瑟菌的再次感染、性伴是否已进行治疗、阴道微生物群失调是否持续存在。针对病因给予治疗。对病原体不清者,尚无有效治疗方法,可试用物理治疗。

2.子宫颈息肉

子宫颈息肉行息肉摘除术,术后将切除息肉送病理组织学检查。

3.子宫颈肥大

子宫颈肥大一般无须治疗。

第三章 女性生殖器官发育异常

在女性生殖器官的形成和发育过程中,因受到遗传和(或)环境的影响,原始性腺、内外生殖器的分化、发育可发生改变,导致各种发育异常。生殖器官发育异常常合并泌尿系畸形。两性畸形包含部分男性生殖器官发育异常,常因外生殖器向女性方向发育而在妇科就诊,故在此一并叙述。

第一节 女性生殖器官的发生

配子在受精时染色体决定性别,胚胎期 8 周左右女性生殖系统开始分化。女性生殖系统发生过程,包括生殖腺发生、生殖管道发生和外生殖器发生。

一、生殖腺的发生

在胚胎第 3～4 周时,在卵黄囊内胚层内,出现多个大于体细胞的生殖细胞,称为原始生殖细胞。胚胎第 5～6 周时,体腔背面肠系膜基底部两侧各出现 2 个由体腔上皮增生形成的隆起,称为泌尿生殖嵴。外侧隆起为中肾,内侧隆起为生殖嵴。在胚胎第 5 周开始,原始生殖细胞沿自第 10 胸椎水平的肠系膜迁移至生殖嵴,在周围性索细胞的支持和调控下,分化成原始生殖腺。原始生殖腺向睾丸或向卵巢分化,取决于 Y 染色体短臂性决定区睾丸决定因子(TDF)。若无睾丸决定因子存在,在胚胎第 8 周时,原始生殖腺即分化为卵巢,故女性卵巢及其生殖细胞发育和形成,是一种基本分化途径,也可以理解为缺乏睾丸决定因子所致。在性染色体为 XY 而表现为女性的患者中,发现有睾丸决定因子基因的突变或缺失;在性染色体为 XX 的案例中,发现有睾丸决定因子的基因存在于 X 染色体上,表现为男性。均证实 Y 染色体短臂性决定区的睾丸决定因子在生殖腺分化中起关键作用,可能是决定性腺发育的调节基因之一。

二、生殖管道的发生

泌尿生殖嵴外侧的中肾有两对纵形管道,一对为中肾管,为男性生殖管道始基;另一对为副中肾管,为女性生殖管道始基。若生殖腺发育为睾丸,在滋养细胞分泌的 hCG 刺激下,间质细胞产生睾酮,促使同侧胚胎中肾管发育为附睾、输精管和精囊;睾丸中支持细胞分泌副中肾管抑制因子抑制同侧副中肾管发育,促使生殖管道向男性分化。若生殖腺发育为卵巢,中肾管退化,两侧副中肾管头段形成两侧输卵管,两侧中段和尾段开始并合,构成子宫及阴道上段。初并合时保持有中隔分为两个腔,在胎儿 3～5 个月融合,成为单一内腔。副中肾管最尾端与泌尿生殖窦相连,并同时分裂增殖,形成一实质圆柱状体,称为阴道板。随后阴道板由上向下穿通,形成阴道腔。末段有一层薄膜为处女膜。

三、外生殖器的发生

胚胎初期的泄殖腔,分化为躯体背侧的直肠与腹侧的泌尿生殖窦。泌尿生殖窦两侧隆起为泌尿生殖褶。褶的腹侧左右相会合呈结节形隆起,称为生殖结节,以后长大称为初阴;褶外侧隆起为左右阴唇阴囊隆起。若生殖腺为卵巢,约在第 12 周末生殖结节发育成阴蒂,两侧泌尿生殖褶不合并,形成小阴唇,左右阴唇阴囊隆起发育成大阴唇。尿生殖沟扩展,并与泌尿生殖窦下段共同形成阴道前庭。若生殖腺为睾丸,在雄激素作用下,初阴伸长形成阴茎,两侧的泌尿生殖褶沿阴茎腹侧面,从背侧向腹侧合并,形成尿道海绵体部,左右阴唇阴囊隆起移向尾侧并相互靠拢,在中线处连接形成阴囊。

外生殖器分化虽受性染色体支配,若在分化前切除胚胎生殖腺,则胚胎不受睾丸激素的影响,其外生殖器必然向雌性分化;若给予雄激素则向雄性分化,说明外生殖器向雌性分化是胚胎发育自然规律,不需雌激素作用,而向雄性分化必须有雄激素即睾酮的作用。睾酮还需通过外阴局部靶器官组织中 5α-还原酶作用,衍化为二氢睾酮,再与外阴细胞中相应的二氢睾酮受体相结合后,才能使外阴向雄性分化。因此,即使睾丸分泌睾酮,若外阴局部组织中缺乏 5α-还原酶或无二氢睾酮受体存在,外生殖器仍向女性转化,表现为两性畸形。

第二节　常见女性生殖器官发育异常

常见的女性生殖器官发育异常有:①正常管道形成受阻所致的异常,包括处女膜闭锁、阴道横隔、阴道纵隔、阴道闭锁和宫颈闭锁等;②副中肾管衍生物发育不全所致的异常,包括无子宫、无阴道、子宫发育不良、单角子宫、始基子宫、输卵管发育异常等;③副中肾管衍生物融合障碍所致的异常,包括双子宫、双角子宫、弓型子宫和中隔子宫等。部分属于两性畸形的女性生殖器官发育异常。

女性生殖器官发育异常,有的在出生时即被发现而得到诊断,其余多在青春期因原发性闭经、腹痛、婚后性生活困难、流产或早产就医时被确诊。

一、处女膜闭锁

处女膜闭锁又称无孔处女膜,在临床上较常见,系泌尿生殖窦上皮未能贯穿前庭部所致。在青春期初潮前无任何症状。偶有幼女因大量黏液积聚在阴道内,导致处女膜向外膨出而被发现。初潮后因处女膜闭锁使经血无法排出。最初经血积在阴道内,多次月经来潮后,经血逐渐积聚,造成子宫、输卵管积血,甚至腹腔内积血。输卵管伞端可因积血而粘连闭锁,故经血较少进入腹腔。

绝大多数处女膜闭锁患者临床表现为青春期后出现进行性加剧的周期性下腹痛,但无月经来潮。严重者伴有便秘、肛门坠胀、尿频或尿潴留等症状。检查时见处女膜向外膨隆,表面呈紫蓝色,无阴道开口。直肠指诊时,可扪到阴道内有球状包块向直肠前壁突出。行直肠-腹部诊时,在下腹部扪及位于阴道包块上方的另一较小包块(为经血潴留的子宫),压痛明显。若用手往下按压此包块时,可见处女膜向外膨隆更明显。盆腔超声检查能发现子宫及阴道内有积液,有时积血形成血块,积液征象不典型。确诊后应立即手术治疗。先用粗针穿刺处女膜正中膨隆部,抽出褐色积血证实诊断后,即将处女膜作"X"形切开,引流积血。积血大部排出后,常规检查宫颈是否正常。切除多余的处女膜瓣,缝合切口边缘黏膜,以保持引流通畅和防止创缘粘连。围手术期给予抗生素预防感染。

二、阴道发育异常

1.先天性无阴道

先天性无阴道系因双侧副中肾管发育不全,几乎均合并先天性无子宫或仅有始基子宫,极个别患者有发育正常的子宫,卵巢一般正常。患者于青春期后原发性闭经,或因婚后性交困难而就诊。检查时见外阴和第二性征发育正常,但无阴道口或仅在阴道外口处见一浅凹陷,有时可见到泌尿生殖窦内陷形成约 2cm 短浅阴道盲端,直肠-腹部诊和盆腔 B 型超声检查不能发现子宫。有发育正常的子宫者,表现为青春期时因宫腔积血而出现周期性腹痛,直肠-腹部诊扪及增大、有压痛的子宫。约 15% 患者合并泌尿道畸形。临床应与完全型雄激素不敏感综合征相鉴别。后者染色体核型为 46,XY,阴毛和腋毛极少,血睾酮值高。

对准备有性生活的先天性无阴道患者,有短浅阴道者可先用机械扩张法,即按顺序由小到大使用阴道模型局部加压扩张,可逐渐加深阴道长度,直至能满足性生活要求为止。阴道模型夜间放置日间取出,便于工作和生活。不适宜机械扩张或机械扩张无效者,行阴道成形术。手术应在性生活开始前进行。手术方法有多种,人工于膀胱尿道和直肠之间形成腔道,可采用乙状结肠代阴道、羊膜或盆腔腹膜成形、带血管的肌皮瓣再造阴道等,手术方式较多,但各有利弊。

对有发育正常子宫的患者,初潮时即应行阴道成形术,同时引流宫腔积血并将人工阴道与子宫相接,以保留生育功能。因宫颈缺如或子宫发育不良而无法保留子宫者应予切除。

2.阴道闭锁

阴道闭锁系因泌尿生殖窦未参与形成阴道下段。闭锁位于阴道下段,长 2~3cm,其上多为正常阴道。症状与处女膜闭锁相似,无阴道开口,但闭锁处黏膜表面色泽正常,亦不向外膨隆,直肠指诊扪及向直肠凸出的阴道积血包块,其位置较处女膜闭锁高。治疗应尽早手术。术时应先切开闭锁段阴道,并游离积血下段的阴道黏膜,再切开积血包块,排净积血后,利用已游离的阴道黏膜覆盖创面。术后定期扩张阴道以防瘢痕挛缩。

3.阴道横隔

阴道横隔系因两侧副中肾管会合后的尾端与泌尿生殖窦相接处未贯通或部分贯通。横隔可位于阴道内任何部位,以上中段交界处居多,其厚度约为 1cm。完全性横隔较少见,多数是隔中央或侧方有一小孔,月经血自小孔排出。横隔位于上段者,不影响性生活,常于妇科检查时发现。位置较低者少见,多因性生活不满意而就医。一般应将横隔切开并切除其多余部分,最后缝合切缘以防粘连形成。术后短期放置模型防止瘢痕挛缩。若系分娩时发现横隔阻碍胎先露部下降,横隔薄者,当胎先露部下降至横隔处并将横隔撑得极薄时,将其切开后胎儿即能经阴道娩出;横隔厚者应行剖宫产。

4.阴道纵隔

阴道纵隔系因双侧副中肾管会合后,其中隔未消失或未完全消失。阴道纵隔有两类。完全纵隔形成双阴道,常合并双宫颈、双子宫。有时纵隔偏向一侧形成阴道斜隔,导致该侧阴道完全闭锁,出现因经血潴留形成阴道侧方包块。绝大多数阴道纵隔无症状,有些是婚后性交困难或潴留在斜隔盲端的积血继发感染后才诊断,另一些可能晚至分娩时产程进展缓慢才确诊。若斜隔妨碍经血排出或纵隔影响性交时,应将其切除,创面缝合以防粘连。若临产后发现纵隔阻碍胎先露部下降,可沿隔的中部切断,分娩后缝合切缘止血。因阴道纵隔影响性交导致不孕患者,切除纵隔可能提高受孕机会。

三、宫颈发育异常

先天性宫颈闭锁罕见。若患者子宫内膜有功能时,青春期后可因子宫腔积血而出现周期性腹痛,经血还能经输卵管逆流入腹腔,引起盆腔子宫内膜异位症和子宫腺肌病。治疗通过手术穿通宫颈,使子宫与阴道相通,若宫颈未发育,行子宫切除术。

四、子宫发育异常

1.先天性无子宫

先天性无子宫系因两侧副中肾管中段及尾段未发育,常合并无阴道,但卵巢发育正常,第二性征不受影响。直肠-腹部诊扪不到子宫,盆腔超声未能发现子宫影像。

2.始基子宫

始基子宫又称为痕迹子宫,系因两侧副中肾管会合后不久即停止发育,常合并无阴道。子宫极小,仅长 1~3cm,无宫腔。

3.子宫发育不良

子宫发育不良又称为幼稚子宫,系因副中肾管会合后短时期内停止发育。子宫较正常小,有时极度前屈或后屈。宫颈呈圆锥形,相对较长,子宫体与宫颈之比为 1∶1 或 2∶3。患者月经量较少,婚后不生育。直肠-腹部诊可扪及小而活动的子宫。

4.双子宫

双子宫系因两侧副中肾管完全未融合,各自发育形成两个子宫体和两个宫颈,阴道也完全分开,左右侧子宫各有单一的输卵管和卵巢。患者无自觉症状,通常在人工流产术、产前检查甚至分娩时偶然发现。早期人工流产术时可能误刮未孕侧子宫,以致漏刮胚胎,妊娠继续。妊娠晚期胎位异常率增加,分娩时未孕侧子宫可能阻碍胎先露部下降,子宫收缩乏力较多见,使剖宫产率增加。偶见两侧子宫同时妊娠、各有一胎儿者,这种情况属双卵受精。亦有双子宫、单阴道,或阴道内有一纵隔者,患者可能因阴道纵隔妨碍性交,出现性交困难或性交痛。

5.双角子宫和鞍状子宫

因子宫底部融合不全呈双角者,称为双角子宫;子宫底部稍下陷呈鞍状,称为鞍状子宫,也称弓型子宫。双角子宫和鞍状子宫一般无症状,有时双角子宫可有月经量较多伴痛经,妊娠时易发生胎位异常,以臀先露居多。发育不良宫腔狭窄的双角子宫可能发生妊娠中期流产,或妊娠晚期早产。子宫矫形手术较为困难,尚缺乏有效的临床证据。

6.中隔子宫

中隔子宫系因两侧副中肾管融合不全,在宫腔内形成中隔,较为常见。从子宫底至宫颈内口将宫腔完全隔为两部分为完全中隔;仅部分隔开为不全中隔。中隔子宫易发生不孕、流产、早产和胎位异常;若胎盘附着在隔上,可出现产后胎盘滞留。中隔子宫外形正常,经超声、子宫输卵管造影或宫腔镜检查确诊。对有不孕和反复流产的中隔子宫患者,可在腹腔镜监视下通过宫腔镜切除中隔,术后宫腔内置金属IUD,防止中隔创面形成粘连,数月后取出IUD。

7.单角子宫

单角子宫系因一侧副中肾管发育,另侧副中肾管未发育或未形成管道。未发育侧的卵巢、输卵管、肾常同时缺如。妊娠可发生在单角子宫,但妊娠中、晚期反复流产、早产较多见。

8.残角子宫

残角子宫系因一侧副中肾管发育正常,另一侧发育不全形成残角子宫,可伴有该侧泌尿系发育畸形。检查时易将残角子宫误诊为卵巢肿瘤。多数残角子宫与对侧正常宫腔不相通,仅有纤维带相连;偶亦有两者间有狭窄管道相通者。若残角子宫内膜无功能,一般无症状,不需治疗;若内膜有周期性出血且与正常宫腔不相通时,往往因宫腔积血而出现痛经,甚至并发子宫内膜异位症,需切除残角子宫。若妊娠发生在残角子宫内,人工流产时无法探及,至妊娠16～20周时破裂而出现典型输卵管妊娠破裂症状,若不及时手术切除破裂的残角子宫,患者可因大量内出血而死亡。

五、输卵管发育异常

输卵管发育异常有:①单侧输卵管缺失,系因该侧副中肾管未发育;②双侧输卵管缺失,常见于无子宫或始基子宫患者;③单侧(偶尔双侧)副输卵管,为输卵管分支,具有伞部,内腔与输卵管相通或不通;④输卵管发育不全、闭塞或中段缺失,类似结扎术后的输卵管。

输卵管发育异常是不孕原因之一,亦可能导致输卵管妊娠,因临床罕见,几乎均为手术时偶然发现。除输卵管部分节段缺失可整形吻合外,其他均无法手术。希望生育者需借助辅助生育技术。

六、卵巢发育异常

卵巢发育异常有:①卵巢未发育或发育不良,双侧卵巢缺失常为先天性性腺发育不良所致,可为低促性腺激素低性腺激素原因,其中部分为Kallmann综合征,亦可以为高促性腺激素低性腺激素及45,X染色体核型异常导致的卵巢不发育,卵巢外观细长而薄,色白质硬,甚至仅为条状痕迹。单侧卵巢缺失见于单角子宫。②副卵巢,罕见,一般副卵巢远离卵巢部位,可位于腹膜后。③偶尔卵巢可分裂为几个部分。

第三节　两性畸形

男女生物学性别可根据性染色体、生殖腺结构、外生殖器形态以及第二性征加以区分。但有些患者生殖器官同时具有某些男女两性特征,称为两性畸形。两性畸形为先天性生殖器发育畸形的一种特殊类型,可能对患儿的抚育、心理以及未来的生活、工作和婚姻等带来诸多困扰,必须及早诊断和处理。

【分类】

外生殖器出现两性畸形,均是胚胎或胎儿在宫腔内接受过高或不足量雄激素刺激所致。根据其发病原因,两性畸形分为:女性假两性畸形、男性假两性畸形和生殖腺发育异常3类。生殖腺发育异常又包括真两性畸形、混合型生殖腺发育不全和单纯型生殖腺发育不全3种类型。

1.女性假两性畸形

女性假两性畸形也称外生殖器男性化。患者染色体核型为 46,XX,生殖腺为卵巢,内生殖器包括子宫、卵巢和阴道均存在,但外生殖器男性化程度取决于胚胎和胎儿暴露于高雄激素的时期和雄激素剂量,可从阴蒂中度粗大直至阴唇后部融合和出现阴茎。雄激素过高原因常见为先天性肾上腺皮质增生症或其他来源雄激素。

(1)先天性肾上腺皮质增生症(CAH):又称为肾上腺生殖综合征,为常染色体隐性遗传病,是最常见女性假两性畸形的类型。其基本病变为胎儿肾上腺合成皮质醇的一些酶缺乏,以21-羟化酶缺乏最常见,酶缺乏不能将 17α-羟孕酮转化为皮质醇。皮质醇合成量减少对下丘脑和垂体负反馈作用消失,导致垂体促肾上腺皮质激素(ACTH)分泌增加,刺激肾上腺增生,促使其分泌皮质醇量趋于正常,但同时也刺激肾上腺网状带产生异常大量雄激素,致使女性胎儿外生殖器不同程度男性化。通常患者出生时即有阴蒂肥大,阴唇融合遮盖阴道口和尿道口,仅在阴蒂下方见一小孔,尿液由此排出。严重者两侧大阴唇肥厚,形成皱褶,并有程度不等的融合,状似阴囊,但其中无睾丸;子宫、卵巢、阴道均存在,但阴道下段狭窄,难以发现阴道口。随着婴儿长大,男性化日益明显,阴毛和腋毛出现较早,至青春期乳房不发育,内生殖器发育受抑制,无月经来潮。虽幼女期身高增长快,但因骨骺愈合早,至成年时反较正常妇女矮小。实验室检查:血雄激素含量增高,血皮质醇偏低,尿 17-酮呈高值,血雌激素、FSH 皆呈低值,血清ACTH 及 17α-羟孕酮均显著升高。成人型的先天性肾上腺皮质增生为杂合基因型,出生时外生殖器外观正常,到青春期后因高雄激素血症和闭经就诊。口服肾上腺皮质激素补充治疗可以控制雄激素水平。

(2)孕妇于妊娠早期服用具有雄激素作用的药物,若用于妊娠早期保胎或服药过程中受孕,均可导致女胎外生殖器男性化,类似先天性肾上腺皮质增生所致畸形,但程度轻,且在出生后男性化不再加剧,至青春期月经来潮,还可有正常生育。血雄激素和尿 17-酮值均在正常范围。

2.男性假两性畸形

男性假两性畸形患者染色体核型为 46,XY。生殖腺为睾丸,无子宫无阴道,阴茎极小、生精功能异常,无生育能力。男性假两性畸形系因男性胚胎或胎儿在母体缺少雄激素刺激发育。发病机制:①促进生物合成睾酮的酶缺失或异常;②外周组织 5α-还原酶缺乏;③外周组织和靶器官缺少雄激素受体或受体功能异常。因男性假两性畸形多见为外周组织雄激素受体基因缺陷而使雄激素表型低下,临床将此病称为雄激素不敏感综合征,属 X 连锁隐性遗传,常在同一家族中发生。根据外阴组织对雄激素不敏感程度,又分为完全型和不完全型两种。

(1)完全型:外生殖器为女性,又称为睾丸女性化综合征。因缺少雄激素受体功能,患者体内的雄激素转化为雌激素,使青春期乳房发育丰满,但乳头小,乳晕较苍白,阴毛、腋毛多缺如,阴道为盲端,较短浅,无子宫。两侧睾丸正常大,位于腹腔内、腹股沟或偶在大阴唇内。血睾酮、FSH、尿 17-酮均为正常男性水平,血 LH 较正常男性增高,雌激素略高于正常男性。

(2)不完全型:较完全型少见,外阴多呈两性畸形,表现为阴蒂肥大或短小阴茎,阴唇部分融合,阴道极短或仅有浅凹陷。至青春期可出现阴毛、腋毛增多和阴蒂继续增大等男性改变。

3.生殖腺发育异常

(1)真两性畸形:患者体内睾丸和卵巢两种生殖腺同时存在,称为真两性畸形,是两性畸形最罕见的一种。可能一侧生殖腺为卵巢,另一侧为睾丸;或每侧生殖腺内同时含卵巢及睾丸两种组织,称为卵睾;也可能一侧为卵睾,另一侧为卵巢或睾丸。染色体核型多为 46,XX,其次为 46,XX/46,XY 嵌合型,单纯 46,XY 较少见。临床表现与其他两性畸形相同,外生殖器多为混合型,或以男性为主或以女性为主,但多有能勃起的阴茎,而乳房几乎均为女性型。体内同时有略高雌激素和雄激素水平。核型为 46,XX 者,体内雌激素水平达正常男性两倍。多数患婴出生时阴茎较大,往往按男婴抚育。但若能及早确诊,绝大多数患者仍以按女婴抚育为宜。个别有子宫的患者在切除睾丸组织后,不但月经来潮,还具有正常生育能力。

(2)混合型生殖腺发育不全:染色体核型为 45,X 与另含有一个 Y 的嵌合型,以 45,X/46,XY 多见。其他如 45,X/47,XYY;45,X/46,XY/47,XXY 亦有报道。混合型系指一侧为异常睾丸,另一侧为未分化生殖腺、生殖腺呈索状痕迹或生殖腺缺如。患者外阴部分男性化,表现为阴蒂增大,外阴不同程度融合、尿道下裂。睾丸侧有输精管,未分化生殖腺侧有输卵管、发育不良子宫和阴道,不少患者有 Turner 综合征的躯体特征。出生时多以女婴抚养,但至青春期往往出现男性化,女性化者极少。若出现女性化时,应考虑为生殖腺分泌雌激素肿瘤可能。

(3)单纯型生殖腺发育不全:染色体核型为 46,XY,但生殖腺未能分化为睾丸而呈索状,故无雄激素分泌,副中肾管亦不退化,患者表型为女性,但身体较高大,有发育不良子宫、输卵管,青春期乳房及毛发发育差,无月经来潮。

【诊断】

1.病史和体检

应首先询问患者母亲在孕早期有无服用雄激素类药物史,家族中有无类似畸形史,并详细体检。注意阴茎大小、尿道口位置,是否有阴道和子宫。若直肠-腹部诊扪及子宫,说明多系女性假两性畸形,但应除外真两性畸形。若在腹股沟部、大阴唇或阴囊内扪及生殖腺,则为睾丸组织,但仍不能排除真两性畸形。

2.实验室检查

染色体核型及全面的生殖激素检测。①血雄激素、17α-羟孕酮均高值,特别是 ACTH 刺激试验后显著增高者,应考虑为先天性肾上腺皮质增生。②染色体核型为 46,XY,血 FSH 值正常,LH 值升高,血睾酮在正常男性值范围,雌激素高于正常男性但低于正常女性值者,为雄激素不敏感综合征。③染色体核型 45,XX 染色体易位或嵌合型,或正常核型,血清雌激素水平低下,FSH 和 LH 值偏高,根据其他临床特征者,诊断为 Turner 综合征或先天性性腺发育不良。

3.生殖腺活检

真两性畸形常需通过腹腔镜检或剖腹探查取生殖腺活检,方能确诊。

【治疗】

确诊后应根据患者原社会性别、本人性别自认及畸形程度制订矫治方案。原则上除阴茎发育良好者外,均宜按女性矫治。

1.先天性肾上腺皮质增生

确诊后应立即开始并终身给予可的松类药物,抑制促肾上腺皮质激素过量分泌和防止外阴进一步男性化及骨骺提前闭合,还可促进女性生殖器官发育和月经来潮,甚至有受孕和分娩可能。肥大阴蒂应部分切除,仅保留阴蒂头,接近正常女性阴蒂大小。外阴部有融合畸形者,应予以手术矫治。

2.雄激素不敏感综合征

完全型及不完全型,均按女性抚育为宜。完全型患者待青春期发育成熟后,切除双侧睾丸防止恶变,术后长期给雌激素维持女性第二性征。不完全型患者有外生殖器男性化畸形,应提前做整形术并切除双侧睾丸。阴道过短影响性生活者,应行阴道成形术。

3.混合型生殖腺发育不全或单纯型生殖腺发育不全

染色体核型含有 XY 者,其生殖腺发生恶变频率较高,且发生年龄可能很小,应在确诊后尽早切除未分化生殖腺。

4.真两性畸形

性别的矫治主要取决于外生殖器功能状态,应将不需要的生殖腺切除,保留与其性别相适应的生殖腺。除阴茎粗大、能勃起且具有能推纳入阴囊内的睾丸可按男性矫治外,仍以按女性矫治为宜。

第四章　外阴肿瘤

外阴肿瘤包括良性肿瘤与恶性肿瘤。前者少见,后者多见于 60 岁以上妇女。

第一节　外阴良性肿瘤

外阴良性肿瘤比较少见,主要有上皮来源的外阴乳头瘤、汗腺腺瘤及中胚叶来源的纤维瘤、平滑肌瘤等。

一、乳头瘤

外阴乳头瘤常见于围绝经期和绝经后妇女,是以上皮增生为主的病变。主诉多为发现外阴肿物和瘙痒,检查可见阴唇肿物,见多个乳头状突起并覆有油脂性物质,表面常因反复摩擦可破溃、出血、感染。诊断借助于活组织病理检查明确性质。镜下可见复层鳞状上皮,上皮的钉脚变粗并向真皮纤维结缔组织内伸展。应注意与疣状乳头状瘤、外阴湿疣、软纤维瘤及外阴癌鉴别。因 2%～3% 有恶变倾向,应手术切除。术时做冰冻切片,若有恶变应及时扩大手术范围。

二、汗腺瘤

汗腺瘤常见于青春期后,比较少见。汗腺瘤来源于顶浆分泌性汗腺,由汗腺上皮增生而成,多位于大阴唇上部,边界清楚,隆起于皮肤表面,生长缓慢,直径常在 1～2cm。肿瘤包膜完整,与表皮不粘连。镜下见高柱状或立方形的腺上皮交织形成绒毛状突起。病理特征为分泌形柱状细胞下衬有一层肌上皮细胞。一般为良性,极少恶变。患者多无症状,有时由于囊内的乳头状生长可溃破于壁外,可有少量出血,伴感染时有瘙痒、疼痛。治疗为先行活组织检查,确诊后行病变局部切除。

三、纤维瘤

纤维瘤是最常见的外阴良性肿瘤。纤维瘤来源于外阴结缔组织,由成纤维细胞增生而成。大多发生于大阴唇,其他部位较少,常为单发,生长缓慢。一般无症状,偶尔因摩擦,表面可有溃疡,可出现下坠及疼痛症状。检查可见大阴唇绿豆到樱桃大小、光滑质硬、带蒂的赘生物。肿瘤切面为致密、灰白色纤维结构。镜下见平行的纤维索呈波浪状或互相盘绕,由成熟的成纤维细胞和胶原纤维组成。包膜为纤维结缔组织。肿瘤恶变少见。治疗原则为沿肿瘤根部切除。

四、平滑肌瘤

平滑肌瘤来源于外阴平滑肌、毛囊立毛肌或血管平滑肌,多见于生育年龄妇女,常位于大阴唇、阴蒂及小阴唇。质硬,表面光滑,突出于皮肤表面。镜下见平滑肌细胞排列成束状,与胶原纤维束纵横交错或形成漩涡状结构,常伴退行性变。治疗原则为肌瘤切除术。

第二节　外阴上皮内瘤变

外阴上皮内瘤变(VIN)是一组外阴病变的病理学诊断名称,包括外阴鳞状上皮内瘤变和外阴非鳞状上皮内瘤变(Paget 病和非浸润性黑色素瘤),多见于 45 岁左右妇女。近年 VIN 发生率有所增加。

【病因】

外阴上皮内瘤变的病因不完全清楚。目前认为大多数与人乳头瘤病毒(HPV)16 型感染有关,也可能与外阴性传播疾病、肛门-生殖道瘤病变、免疫抑制以及吸烟相关。

【病理特征及分类】

上皮内瘤变的病理特征为上皮层内细胞分化不良、核异常及核分裂象增加。病变始于基底层,严重时向上扩展甚至占据上皮全层。过去根据 VIN 细胞分化不良、核异常、核分裂象以及在上皮层病变程度,将 VIN 分为Ⅰ～Ⅲ级,但随着对 VIN 病程认识的深入,2004 年国际外阴疾病研究协会(ISSVD)对 VIN 定义分类进行了修正,认为 VIN Ⅰ级主要是 HPV 感染的反应性改变,VIN 仅指高级别 VIN 病变(Ⅱ～Ⅲ级)。ISSVD VIN 分类见表 4-1。

表 4-1　外阴上皮内瘤样病变分类及特征(ISSVD,2004 年)

分类	特征	
	大体观	镜下观
普通型	皮肤病损界限清晰(与 HPV 感染有关)	
疣型	呈湿疣样外观	见挖空细胞,角化不全及角化过度细胞,上皮棘层肥厚,细胞异型明显
基底细胞型	呈扁平样增生改变或非乳头瘤病变	挖空细胞少于疣型,上皮层增厚,内见呈基底细胞样未分化细胞从基底向上扩展
混合型	兼有上述两种类型的表现(与 HPV 感染无关)	
分化型	局部隆起、溃疡,疣状丘疹或过度角化斑片	细胞分化好,细胞异型限于上皮基底层,基底细胞角化不良,表皮网脊,内常有角化蛋白形成
未分化型	其他不能归入普通型或分化型,如 Paget 病,其病理特征为基底层见大而不规则的圆形、卵圆形或多边形细胞,细胞质空而透亮,核大小、形态、染色不一(Paget 细胞),表皮基底膜完整	

【临床表现】

1.症状

其症状主要为外阴瘙痒、皮肤破损、烧灼感及溃疡等。

2.体征

病灶可发生在外阴任何部位,可见外阴丘疹,斑点,斑块或乳头状赘疣,单个或多个,融合或分散,灰白或粉红色;少数为略高出皮面的色素沉着。

【诊断和鉴别诊断】

确诊依据活体组织病理检查,对任何可疑病变应进行多点活检。取材时应注意深度,避免遗漏浸润癌。阴道镜检查或采用1%甲苯胺蓝或3%～5%醋酸涂抹外阴病变皮肤,有助于提高病灶活检的准确率。外阴湿疹、外阴白色病变、痣、脂溢性角化瘤和黑色棘皮瘤等也可引起VIN,注意与这些疾病鉴别,以及这些疾病与VIN并存的情况。

【治疗】

治疗的目的在于消除病灶,缓解症状和预防恶变。治疗应根据患者年龄、病变大小及分类,恶变风险、对外阴形态及功能影响等选择个体化方案。治疗前应做活组织检查以明确诊断和排除早期浸润癌。

1.局部治疗

局部治疗适用于病灶局限、年轻的普通型患者。可采用:①药物治疗,5%氟尿嘧啶软膏等外阴病灶涂抹和局部免疫反应调节剂咪喹莫特(imiquimod);②物理治疗,可用激光、冷冻、电灼以及光动力学治疗,特别是激光汽化的效果更佳。

2.手术治疗

手术方式依据病变范围、分类和年龄来决定。①对局限的分化型病灶可采用外阴上皮局部表浅切除术,切除边缘超过肿物外缘0.5～1.0cm即可。②对大的病变可行表浅外阴切除术(外阴皮肤剥除)和薄层皮片植皮术。③老年人和广泛性VIN,特别是分化型患者采用单纯外阴切除,切除范围包括外阴皮肤及部分皮下组织,但不切除会阴筋膜;对Paget病,由于病变多超越肉眼所见病灶边缘,且偶有浸润发生,应行较广泛局部病灶切除或单纯外阴切除;若出现浸润或合并汗腺癌时,需做广泛性外阴切除和双侧腹股沟淋巴结切除术。

第三节　外阴恶性肿瘤

外阴恶性肿瘤相对少见,占女性生殖道恶性肿瘤3%～5%,90%为鳞状细胞癌,另外还有恶性黑色素瘤、腺癌、基底细胞癌、疣状癌、肉瘤及其他罕见的外阴恶性肿瘤。外阴肿瘤的恶性程度,以恶性黑色素瘤和肉瘤较高,腺癌和鳞癌次之,基底细胞癌恶性程度最低。

一、外阴鳞状细胞癌

外阴鳞状细胞癌是最常见的外阴恶性肿瘤,主要发生于绝经后妇女,发病率随着年龄的增长而升高。近年发病率有增高趋势。

【发病相关因素】

外阴鳞状细胞癌的发病与以下因素相关:①与HPV(HPV16、18、31型)感染和吸烟相关,来自VIN,倾向于多灶性,多发生于年轻妇女;②与慢性非瘤性皮肤黏膜病变相关,如外阴鳞状上皮增生和硬化性苔藓,倾向于单灶性,多见于老年妇女。

【病理】

镜下见多数外阴鳞癌分化好,有角化珠和细胞间桥。前庭和阴蒂的病灶倾向于分化差或未分化,常有淋巴管和神经周围的侵犯,必要时可做电镜或免疫组化染色确定组织学来源。

【临床表现】

1.症状

其症状主要为长时间持续久治不愈的外阴瘙痒和各种不同形态的肿物,如结节状、菜花状、溃疡状。肿物合并感染或较晚期癌可出现疼痛、渗液和出血。

2.体征

其癌灶可生长在外阴任何部位,但大多数发生于大阴唇,也可发生于小阴唇、阴蒂和会阴。

【转移途径】

外阴鳞状细胞癌以局部蔓延和淋巴扩散为主,极少血行转移。

1.直接浸润

癌灶逐渐增大,沿皮肤及邻近黏膜直接浸润尿道、阴道、肛门,晚期可累及膀胱、直肠等。

2.淋巴转移

外阴有丰富的淋巴管,且两侧互相交通成网,癌细胞通常沿淋巴管扩散,汇至腹股沟浅淋巴结,再至腹股沟深淋巴结,并经此进入盆腔内髂外、闭孔和髂内淋巴结,最终转移至主动脉旁淋巴结和左锁骨下淋巴结。但外阴癌盆腔淋巴结转移并不常见,约为9%,通常发生在腹股沟淋巴结转移之后。一般肿瘤向同侧淋巴结转移,但阴蒂部癌灶向两侧转移并可绕过腹股沟浅层淋巴结直接至腹股沟深淋巴结,外阴后部以及阴道下端癌可避开腹股沟浅层淋巴结而直接转移至盆腔内淋巴结。另外,若癌灶累及尿道、阴道、直肠、膀胱,也可直接进入盆腔淋巴结。

3.血行播散

血行播散罕见,仅发生于晚期,引起肺、骨转移多见。

【临床分期】

目前采用国际妇产科联盟(FIGO,2009 年)分期法,见表 4-2。

表 4-2 外阴癌分期(FIGO,2009 年)

FIGO	肿瘤累及范围
Ⅰ期	肿瘤局限于外阴
ⅠA 期	肿瘤最大径线≤2cm,局限于外阴或会阴且间质浸润≤1.0mm*,无淋巴结转移
ⅠB 期	肿瘤最大径线＞2cm 或间质浸润＞1.0mm*,局限于外阴或会阴,无淋巴结转移
Ⅱ期	任何大小的肿瘤侵犯至会阴邻近结构(下 1/3 尿道、下 1/3 阴道、肛门),无淋巴结转移
Ⅲ期	任何大小的肿瘤,有或无侵犯至会阴邻近结构(下 1/3 尿道、下 1/3 阴道、肛门),有腹股沟-股淋巴结转移
ⅢA 期	(i)1 个淋巴结转移(≥5mm);或(ii)1～2 个淋巴结转移(＜5mm)
ⅢB 期	(i)≥2 个淋巴结转移(≥5mm);或(ii)≥3 个淋巴结转移(＜5mm)
ⅢC 期	阳性淋巴结伴囊外扩散

FIGO	肿瘤累及范围
Ⅳ期	肿瘤侵犯其他区域(上 2/3 尿道,上 2/3 阴道),或远处转移
ⅣA 期	肿瘤侵犯至下列任何部位:(i)上尿道和(或)阴道黏膜、膀胱黏膜直肠黏膜,或固定于骨盆壁;或(ii)腹股沟一股淋巴结出现固定或溃疡形成
ⅣB 期	包括盆腔淋巴结的任何远处转移

*:浸润深度指从肿瘤临近的最表浅真皮乳头的表皮-间质连接处至浸润最深点之间的距离

【诊断】

其诊断主要根据:①病史及症状结合妇科检查,早期可为外阴结节或小溃疡,晚期可累及全外阴伴溃破、出血、感染。应注意病灶大小、部位、与邻近器官关系及双侧腹股沟淋巴结有无增大。②组织学检查,对一切外阴赘生物和可疑病灶,均需尽早做活体组织检查,病灶取材应有足够的深度,避免误取坏死组织。在活检时,为避免取材不准而发生误诊,可用 1%甲苯胺蓝涂抹外阴病变皮肤,待干后用 1%醋酸液擦洗脱色,在蓝染部位做活检,或用阴道镜观察外阴皮肤定位活检,以提高活检阳性率。③影像学检查,包括 B 型超声、CT、MRI 检查。④膀胱镜检查、直肠镜检等有助于判断是否有局部或远处转移。

【治疗】

手术治疗为主,辅以放射治疗及化学药物综合治疗。手术治疗强调个体化,在不影响预后的前提下,最大限度地缩小手术范围,以保留外阴的解剖结构,改善生活质量。

1.手术治疗

ⅠA 期:行局部病灶扩大切除(切缘距肿瘤 2～3cm,单侧病灶)或单侧外阴切除(多病灶者),通常不需切除腹股沟淋巴结。ⅠB 期:行广泛性外阴切除及腹股沟淋巴结切除。Ⅱ～Ⅲ期:广泛性外阴切除及受累的部分下尿道、阴道与肛门皮肤切除、双侧腹股沟淋巴结切除。Ⅳ期:除广泛性外阴切除、双侧腹股沟及盆腔淋巴结切除外,分别根据膀胱、上尿道或直肠受累情况选做相应切除术。鉴于腹股沟淋巴结状态对预后影响,要求在病理报告中描述阳性淋巴结的数量、大小及包膜是否完整或破裂。

2.放射治疗

由于外阴正常组织对放射线耐受性差,放疗仅属辅助治疗。常用于:①不能手术者;②术前局部照射,缩小癌灶再手术;③腹股沟淋巴结转移的补充治疗,包括一处转移直径>10mm,淋巴结囊外扩散或血管淋巴间隙受累,两处或更多处微转移;④术后原发病灶的补充治疗:手术切缘阳性或接近切缘、脉管有癌栓;⑤复发癌。

3.化学药物治疗

化学药物治疗用于晚期癌或复发癌综合治疗,常用的化疗方案有单药顺铂与放疗同期进行。另可选择 FP 方案(5-FU+DDP)等联合化疗方案,疗程数视具体情况而定,可与放疗同期进行,或在手术后、放疗后进行。常采用静脉注射或局部动脉灌注。

【预后及随访】

外阴癌的预后与癌灶大小、部位、分期、肿瘤分化、有无淋巴转移及治疗措施等有关。其中以淋巴结转移最为重要，有淋巴结转移者 5 年生存率约 50%，而无淋巴结转移者 5 年生存率为 90%。

治疗后应定期随访：术后第 1 年内每 1~2 个月 1 次，第 2 年每 3 个月 1 次，3~4 年可每半年 1 次，5 年及以后每年 1 次。

二、外阴恶性黑色素瘤

外阴恶性黑色素瘤较少见，居外阴恶性肿瘤第 2 位（2%~3%），但恶性程度高，5 年生存率仅为 36%~54%，多见于成年妇女，好发部位为阴蒂及小阴唇。

其主要临床表现为外阴瘙痒、出血、色素沉着范围增大。检查可见病灶稍隆起，有色素沉着（肿瘤多为棕褐色或蓝黑色），呈平坦状或结节状可伴溃疡，为单病灶或多病灶。典型者诊断并不困难，但要区别良恶性。分期推荐采用 Clark 或 Breslow 的改良镜下分期系统而不采用 TNM/FIGO 分期系统。分期系统通过测量浸润的深度来描述皮肤的组织学。

治疗：①病理确诊后应立即根据肿瘤浸润深度及生长扩散范围选择适当手术，早期低危患者可选用局部病灶扩大切除（切缘距肿瘤>2~3cm），晚期或高危组则应选用广泛性外阴切除及腹股沟淋巴切除。②免疫治疗为首选的术后辅助治疗。可选用 α-干扰素，白细胞介素-2（IL-2）等。③化疗一般用于晚期患者的姑息或综合治疗。

预后主要与浸润深度密切相关，也与病灶的部位、大小、有无淋巴结转移、尿道和阴道是否累及、有无远处转移有关。

三、外阴基底细胞癌

外阴基底细胞癌少见，为低度恶性肿瘤。发病平均年龄58~59岁。常见部位为大阴唇或会阴联合，也可在小阴唇、阴蒂和阴唇系带出现。

其症状为局部瘙痒或烧灼感，也可无症状。病灶多为单发，偶为多发，可见表浅斑块型和侵蚀性溃疡型病灶，肿瘤周围可出现卫星结节。确诊靠组织学检查，镜下可见肿瘤发生于毛囊或表皮的多功能幼稚细胞，常呈浸润性生长，分化好者呈囊性、腺性或角化等形态。肿瘤生长缓慢，以局部浸润扩展为主，很少发生转移。约有 20% 伴发其他原发性癌，如外阴鳞癌、恶性黑色素瘤等。手术是主要治疗手段，常采用局部病灶扩大切除，若复发可再次手术。对病灶广泛者，可考虑行广泛性外阴切除。外阴基底细胞癌预后较好，5 年生存率达 80%~95%。

第五章　妊娠滋养细胞疾病

妊娠滋养细胞疾病(GTD)是一组来源于胎盘滋养细胞的疾病。组织学根据形态特征将其分为葡萄胎、侵蚀性葡萄胎、绒毛膜癌(简称绒癌)及胎盘部位滋养细胞肿瘤等,其中侵蚀性葡萄胎、绒癌和胎盘部位滋养细胞肿瘤等又统称为妊娠滋养细胞肿瘤(GTN)。

在临床上,由于侵蚀性葡萄胎和绒癌在临床表现、诊断和处理原则等方面基本相同,故将两者合称为妊娠滋养细胞肿瘤,但胎盘部位滋养细胞肿瘤在临床表现、发病过程及处理上与妊娠滋养细胞肿瘤明显不同,故另列一类。

绝大多数滋养细胞肿瘤继发于妊娠,但尚有极少数来源于卵巢或睾丸生殖细胞,称为非妊娠性绒癌,不属于本章讨论范围。

第一节　葡萄胎

葡萄胎因妊娠后胎盘绒毛滋养细胞增生、间质水肿,而形成大小不一的水泡,水泡间借蒂相连成串,形如葡萄而名之,也称水泡状胎块。葡萄胎可分为完全性葡萄胎和部分性葡萄胎两类。

【相关因素】

1.完全性葡萄胎

亚洲和拉丁美洲国家的发生率较高,如韩国和印度尼西亚约 400 次妊娠 1 次,日本 500 次妊娠 1 次,而北美和欧洲国家发生率较低,为 1000 次妊娠 0.6～1.1 次。根据我国的一次全国性调查,平均每 1000 次妊娠 0.78,其中浙江省最高为 1.39,山西省最低为 0.29。完全性葡萄胎偶尔发生于双胎妊娠,其合并的另一胎为正常活胎,发生率约为 22 000～100 000 次妊娠 1 次。近年来完全性葡萄胎的发生率在亚洲国家有所下降,其中部分地区已降至与欧美国家相似的水平。同一种族居住在不同地域,其葡萄胎发生率不一定相同,如居住在北非和东方国家的犹太人后裔的发生率是居住在西方国家的 2 倍,提示造成葡萄胎发生地域差异的原因除种族外,尚有多方面的因素。

营养状况与社会经济因素是可能的高危因素之一,饮食中缺乏维生素 A 及其前体胡萝卜素和动物脂肪者发生葡萄胎的几率显著升高。年龄是另一高危因素,大于 35 岁和 40 岁妇女的葡萄胎发生率分别是年轻妇女的 2 倍和 7.5 倍,而大于 50 岁的妇女妊娠时约 1/3 可能发生葡萄胎。相反小于 20 岁妇女的葡萄胎发生率也显著升高。既往葡萄胎史也是高危因素,有过 1 次和 2 次葡萄胎妊娠者,再次发生率分别为 1％和 15％～20％。另外,流产和不孕史也可能是高危因素。

完全性葡萄胎的染色体核型为二倍体,均来自父系,其中 90％为 46,XX,系由一个细胞核缺如或失活的空卵(enucleate egg)与一个单倍体精子(23,X)受精,经自身复制为 2 倍体(46,XX)。另有 10% 核型为 46,XY,系由一个空卵分别和两个单倍体精子(23,X 和 23,Y)同时受精而成。虽然完全性葡萄胎染色体基因为父系,但其线粒体 DNA 仍为母系来源。

染色体父系来源是滋养细胞过度增生的主要原因,并与基因组印迹紊乱有关。基因组印迹指父母双亲来源的两个等位基因具有不同的表达活性,这种差异表达的基因被称为印迹基因。印迹基因可分为父源和母源两种,父源印迹基因只在母源染色体上表达,母源印迹基因只在父源染色体上表达。双亲染色体的共同参与是确保印迹基因正常表达的前提,也为胚胎正常发育所必需。但完全性葡萄胎缺乏母源染色体,必然导致基因组印迹紊乱。

2.部分性葡萄胎

传统认为部分性葡萄胎的发生率低于完全性葡萄胎,但近年资料表明,部分性和完全性葡萄胎的比例基本接近甚至更高,如日本和英国报道分别为 0.78 和 1.13,其原因可能与完全性葡萄胎发生率的下降及对部分性葡萄胎诊断准确性的提高有关,许多伴有三倍体的早期流产其实为部分性葡萄胎。迄今对部分性葡萄胎高危因素的了解较少,可能相关的因素有不规则月经和口服避孕药等,但与饮食因素及母亲年龄无关。

部分性葡萄胎的染色体核型 90% 以上为三倍体,合并存在的胎儿也为三倍体。最常见的核型是 69,XXY,其余为 69,XXX 或 69,XYY,系由一看似正常的单倍体卵子和两个单倍体精子受精,或由一看似正常的单倍体卵子(精子)和一个减数分裂缺陷的双倍体精子(卵子)受精而成,所以一套多余的染色体也来自父方。多余的父源基因物质也是部分性葡萄胎滋养细胞增生的主要原因。另外尚有极少数部分性葡萄胎的核型为四倍体,但其形成机制还不清楚。

【病理】

1.完全性葡萄胎

大体检查水泡状物大小不一,自直径数毫米至数厘米不等,其间有纤细的纤维素相连,常混有血块蜕膜碎片。水泡状物占满整个宫腔,胎儿及其附属物缺如。镜下见:①可确认的胚胎或胎儿组织缺失;②绒毛水肿;③弥漫性滋养细胞增生;④种植部位滋养细胞呈弥漫和显著的异型性。

2.部分性葡萄胎

仅部分绒毛呈水泡状,合并胚胎或胎儿组织,胎儿多已死亡,且常伴发育迟缓或多发性畸形,合并足月儿极少。镜下见:①有胚胎或胎儿组织存在;②局限性滋养细胞增生;③绒毛大小及其水肿程度明显不一;④绒毛呈显著的扇贝样轮廓、间质内可见滋养细胞包涵体;⑤种植部位滋养细胞呈局限和轻度的异型性。完全性葡萄胎和部分性葡萄胎的核型和病理特征鉴别要点见表 5-1。

表 5-1　完全性和部分性葡萄胎核型和病理特征比较

特征	完全性葡萄胎	部分性葡萄胎
核型	46,XX(90%)和 46,XY	常为 69,XXX 和 69,XXY
病理特征		
胎儿组织	缺乏	存在

特征	完全性葡萄胎	部分性葡萄胎
胎膜、胎儿红细胞	缺乏	存在
绒毛水肿	弥漫	局限,大小和程度不一
滋养细胞包涵体	缺乏	存在
扇贝样轮廓绒毛	缺乏	存在
滋养细胞增生	弥漫,轻~重度	局限,轻~中度
滋养细胞异型性	弥漫,明显	局限,轻度

【临床表现】

1.完全性葡萄胎

由于诊断技术的进步,葡萄胎患者常在妊娠早期未出现症状或仅有少量阴道流血时,就已得到诊治,所以症状典型者已经少见。完全性葡萄胎的典型症状如下:

(1)停经后阴道流血:80%以上患者会出现阴道流血,为最常见的症状。一般在停经8~12周左右开始不规则阴道流血,量多少不定。若大血管破裂,可造成大出血和休克,甚至死亡。葡萄胎组织有时可自行排出,但排出前和排出时常伴有大量流血。反复阴道流血若不及时治疗,可继发贫血和感染。

(2)子宫异常增大、变软:因葡萄胎迅速增长及宫腔内积血,约半数以上患者的子宫大于停经月份,质地变软,并伴 hCG 水平异常升高。约 1/3 患者的子宫与停经月份相符,另有少数子宫小于停经月份,原因可能与水泡退行性变有关。

(3)妊娠呕吐:多发生于子宫异常增大和 hCG 水平异常升高者,出现时间一般较正常妊娠早,症状严重且持续时间长。发生严重呕吐且未及时纠正时可导致水电解质平衡紊乱。

(4)子痫前期征象:多发生于子宫异常增大者,可在妊娠 24 周前出现高血压、蛋白尿和水肿,但子痫罕见。若早期妊娠发生子痫前期,要考虑葡萄胎可能。

(5)甲状腺功能亢进:约 7%患者可出现轻度甲状腺功能亢进表现,如心动过速、皮肤潮湿和震颤,血清游离 T_3、T_4 水平升高,但突眼少见。

(6)腹痛:因葡萄胎增长迅速和子宫过度快速扩张所致,表现为阵发性下腹痛,一般不剧烈,能忍受,常发生于阴道流血之前。若发生卵巢黄素化囊肿扭转或破裂,可出现急腹痛。

(7)卵巢黄素化囊肿:大量 hCG 刺激卵巢卵泡内膜细胞发生黄素化而造成。常为双侧,但也可单侧,大小不等,最小仅在光镜下可见,最大可在直径 20cm 以上。囊肿表面光滑,活动度好,切面为多房,囊壁薄,囊液清亮或琥珀色。光镜下见囊壁为内衬 2~3 层黄素化卵泡膜细胞。黄素化囊肿一般无症状。由于子宫异常增大,在葡萄胎排空前一般较难通过妇科检查发现,多由 B 型超声检查作出诊断。黄素化囊肿常在葡萄胎清宫后 2~4 个月自行消退。

2.部分性葡萄胎

部分性葡萄胎大多没有完全性葡萄胎的典型症状,程度也常较轻。阴道流血常见,但子宫多数与停经月份相符甚至更小,一般无子痫前期、卵巢黄素化囊肿等,妊娠呕吐也较轻。

【自然转归】

在正常情况下,葡萄胎排空后血清 hCG 逐渐下降,首次降至正常的平均时间大约 9 周,最长不超过 14 周。若葡萄胎排空后 hCG 持续异常要考虑妊娠滋养细胞肿瘤。完全性葡萄胎发生子宫局部侵犯和(或)远处转移的几率约分别为 15％和 4％。当出现下列高危因素之一时应视为高危葡萄胎:①hCG＞100 000U/L;②子宫明显大于相应孕周;③卵巢黄素化囊肿直径＞6cm。另外,也有认为年龄＞40 岁和重复葡萄胎是高危因素。

部分性葡萄胎发生子宫局部侵犯的几率约为 4％,一般不发生转移。与完全性葡萄胎不同,部分性葡萄胎缺乏明显的临床或病理高危因素。

【诊断】

凡有停经后不规则阴道流血、子宫大于停经月份者,要考虑葡萄胎可能。若在早期妊娠出现子痫前期、阴道排出葡萄样水泡组织等支持诊断。常选择下列辅助检查以进一步明确诊断。

1.超声检查

B 型超声是诊断葡萄胎的一项可靠和敏感的辅助检查,通常采用经阴道彩色多普勒超声。完全性葡萄胎的典型超声图像为子宫大于相应孕周,无妊娠囊或胎心搏动,宫腔内充满不均质密集状或短条状回声,呈“落雪状”,水泡较大时则呈“蜂窝状”。常可测到双侧或一侧卵巢囊肿。彩色多普勒超声检查可见子宫动脉血流丰富,但子宫肌层内无血流或仅稀疏血流信号。部分性葡萄胎可在胎盘部位出现由局灶性水泡状胎块引起的超声图像改变,有时还可见胎儿或羊膜腔,胎儿通常畸形。

2.人绒毛膜促性腺激素(hCG)测定

血清 hCC 测定是诊断葡萄胎的另一项重要辅助检查。正常妊娠时,滋养细胞在孕卵着床后数日便开始分泌 hCG。随孕周增加,血清 hCG 滴度逐渐升高,停经 8～10 周达高峰,持续 1～2 周后逐渐下降。但在葡萄胎时,血清 hCG 滴度常明显高于正常孕周的相应值,而且在停经 8～10 周以后继续持续上升。约 45％的完全性葡萄胎患者的血清 hCG 水平在 100000U/L 以上,最高可达 240 万 U/L。＞8 万 U/L 支持诊断。但也有少数葡萄胎,尤其是部分性葡萄胎因绒毛退行性变,hCG 升高不明显。

临床上常用抗 hCG 抗体或抗 hCG-β 亚单位单克隆抗体检测血清或尿 hCG 水平。近年发现,hCG 并不是单一分子,除规则 hCG 外,还有其他结构变异体,包括高糖化 hCG、hCG 游离 β 亚单位等。正常妊娠时 hCG 的主要分子为规则 hCG,而在滋养细胞疾病时则产生更多的 hCG 结构变异体,因此同时测定规则 hCG 及其结构变异体,有助于滋养细胞疾病的诊断和鉴别诊断。

3.DNA 倍体分析

流式细胞计数是最常用的倍体分析方法。完全性葡萄胎的染色体核型为二倍体,部分性葡萄胎为三倍体。

4.母源表达印迹基因检测

部分性葡萄胎拥有双亲染色体,所以表达父源印迹、母源表达的印迹基因(如 P57^{KIP2}),而完全性葡萄胎无母源染色体,故不表达该类基因,因此检测母源表达印迹基因可区别完全性和部分性葡萄胎。

5.其他检查

如 X 线胸片、血细胞和血小板计数、肝肾功能等。

【鉴别诊断】

1.流产

葡萄胎病史与流产相似,容易相混淆。完全性葡萄胎与先兆流产的鉴别比较容易,B 型超声检查可以确诊。但部分性葡萄胎与不全流产或过期流产不仅临床表现相似,在病理检查时也因绒毛水肿、滋养细胞增生不明显等造成鉴别困难,需要通过 DNA 倍体分析和 P57^{KIP2} 免疫组化染色等检查进行鉴别。

2.双胎妊娠

子宫大于相应孕周的正常单胎妊娠,hCG 水平也略高于正常,与葡萄胎相似,但双胎妊娠无阴道流血,B 型超声检查可以确诊。

【处理】

1.清宫

葡萄胎诊断一经成立,应及时清宫。但清宫前首先应注意有无休克、子痫前期、甲状腺功能亢进及贫血等合并症,出现时应先对症处理,稳定病情。清宫应由高年制医生操作。一般选用吸刮术,其具有手术时间短、出血少、不易发生子宫穿孔等优点。由于葡萄胎清宫时出血较多,子宫大而软,容易穿孔,所以清宫应在手术室内进行,在输液、备血准备下,充分扩张宫颈管,选用大号吸管吸引。待葡萄胎组织大部分吸出、子宫明显缩小后,改用刮匙轻柔刮宫。为减少出血和预防子宫穿孔,可在术中应用缩宫素静脉滴注。缩宫素可能会引起滋养细胞转移,甚至导致肺栓塞,虽然目前尚无证据证实这一风险,但常推荐在充分扩张宫颈管和开始吸宫后使用缩宫素。子宫小于妊娠 12 周可以一次刮净,子宫大于妊娠 12 周或术中感到一次刮净有困难时,可于一周后行第二次刮宫。

在清宫过程中,若发生滋养细胞进入子宫血窦造成肺动脉栓塞,甚至出现急性呼吸窘迫、急性右心衰竭时,要及时给予心血管及呼吸功能支持治疗,一般在 72 小时内恢复。急性呼吸窘迫可由甲状腺功能亢进、子痫前期等合并症引起。为安全起见,建议子宫大于妊娠 16 周或有合并症者应转送至有治疗经验的医院进行清宫。

组织学是葡萄胎的最终诊断依据,所以葡萄胎每次刮宫的刮出物,必须送组织学检查。取材应注意选择近宫壁种植部位、新鲜无坏死的组织送检。

2.卵巢黄素化囊肿的处理

囊肿在葡萄胎清宫后会自行消退,一般不需处理。若发生急性蒂扭转,可在 B 型超声或腹腔镜下作穿刺吸液,囊肿也多能自然复位。若扭转时间较长发生坏死,则需作患侧附件切除术。

3.预防性化疗

不常规推荐。研究显示,预防性化疗可降低高危葡萄胎发生妊娠滋养细胞肿瘤的几率,因此预防性化疗仅适用于有高危因素和随访困难的完全性葡萄胎患者,但也非常规。预防性化疗应在葡萄胎排空前或排空时实施,选用甲氨蝶呤、氟尿嘧啶或放线菌素 D 等单一药物,一般采用多疗程化疗至 hCG 阴性。部分性葡萄胎不作预防性化疗。

4.子宫切除术

单纯子宫切除不能预防葡萄胎发生子宫外转移,所以不作为常规处理。对于年龄接近绝经、无生育要求者可行全子宫切除术,两侧卵巢可以保留。当子宫小于妊娠 14 周大小时可直接切除子宫。手术后仍需定期随访。

【随访】

葡萄胎患者清宫后必须定期随访,以便尽早发现滋养细胞肿瘤并及时处理。随访应包括以下内容:①定期 hCG 测定,葡萄胎清宫后每周一次,直至连续 3 次阴性,以后每个月一次共 6 个月,然后再每 2 个月一次共 6 个月,自第一次阴性后共计 1 年。②询问病史,包括月经状况,有无阴道流血、咳嗽、咯血等症状。③妇科检查,必要时可选择 B 型超声、X 线胸片或 CT 检查等。

葡萄胎患者随访期间应可靠避孕 1 年。hCG 成对数下降者阴性后 6 个月可以妊娠,但对 hCG 下降缓慢者,应延长避孕时间。妊娠后,应在妊娠早期作 B 型超声和 hCG 测定,以明确是否正常妊娠,产后也需 hCC 随访至正常。避孕方法可选用避孕套或口服避孕药。不选用宫内节育器,以免混淆子宫出血的原因或造成穿孔。

第二节　妊娠滋养细胞肿瘤

妊娠滋养细胞肿瘤 60% 继发于葡萄胎妊娠,30% 继发于流产,10% 继发于足月妊娠或异位妊娠,其中侵蚀性葡萄胎全部继发于葡萄胎妊娠,绒癌可继发于葡萄胎妊娠,也可继发于非葡萄胎妊娠。换言之,葡萄胎妊娠后可继发侵蚀性葡萄胎或绒癌,而非葡萄胎妊娠后只继发绒癌。侵蚀性葡萄胎恶性程度一般不高,大多数仅造成局部侵犯,仅 4% 的患者并发远处转移,预后较好。绒癌恶性程度极高,发生转移早而广泛,在化疗药物问世以前,其死亡率高达 90% 以上。随着诊断技术及化疗的发展,绒癌患者的预后已得到极大的改善。

【病理】

侵蚀性葡萄胎的大体检查可见子宫肌壁内有大小不等的水泡状组织,宫腔内可有原发病灶,也可没有原发病灶。当病灶接近子宫浆膜层时,子宫表面可见紫蓝色结节。病灶可穿透子宫浆膜层或侵入阔韧带内。镜下可见水泡状组织侵入子宫肌层,有绒毛结构及滋养细胞增生和异型性。但绒毛结构也可退化,仅见绒毛阴影。

绒癌的大体观见肿瘤侵入子宫肌层内,可突向宫腔或穿破浆膜,单个或多个,大小不等,无固定形态,与周围组织分界清,质地软而脆,海绵样,暗红色,伴明显出血坏死。镜下见细胞滋养细胞和合体滋养细胞成片状高度增生,明显异型,不形成绒毛或水泡状结构,并广泛侵入子宫肌层造成出血坏死。肿瘤不含间质和自身血管,瘤细胞靠侵蚀母体血管而获取营养物质。

【临床表现】

1.无转移滋养细胞肿瘤

大多数继发于葡萄胎妊娠。

(1)阴道流血:在葡萄胎排空、流产或足月产后,有持续的不规则阴道流血,量多少不定。

也可表现为一段时间的正常月经后再停经,然后又出现阴道流血。长期阴道流血者可继发贫血。

(2)子宫复旧不全或不均匀性增大:常在葡萄胎排空后4~6周子宫尚未恢复到正常大小,质地偏软。也可受肌层内病灶部位和大小的影响,表现出子宫不均匀性增大。

(3)卵巢黄素化囊肿:由于hCG的持续作用,在葡萄胎排空、流产或足月产后,双侧或一侧卵巢黄素化囊肿持续存在。

(4)腹痛:一般无腹痛,但当子宫病灶穿破浆膜层时可引起急性腹痛及腹腔内出血症状。若子宫病灶坏死继发感染也可引起腹痛及脓性白带。黄素化囊肿发生扭转或破裂时也可出现急性腹痛。

(5)假孕症状:由于hCG及雌、孕激素的作用,表现为乳房增大,乳头及乳晕着色,甚至有初乳样分泌,外阴、阴道、宫颈着色,生殖道质地变软。

2.转移性滋养细胞肿瘤

更多见于非葡萄胎妊娠后或为经组织学证实的绒癌。肿瘤主要经血行播散,转移发生早而且广泛。最常见的转移部位是肺(80%),其次是阴道(30%),以及盆腔(20%)、肝(10%)和脑(10%)等。由于滋养细胞的生长特点之一是破坏血管,所以各转移部位症状的共同特点是局部出血。

转移性滋养细胞肿瘤可以同时出现原发灶和继发灶症状,但也有不少患者原发灶消失而转移灶发展,仅表现为转移灶症状,若不注意常会误诊。

(1)肺转移:可无症状,仅通过X线胸片或肺CT作出诊断。典型表现为胸痛、咳嗽、咯血及呼吸困难。这些症状常呈急性发作,但也可呈慢性持续状态达数月之久。在少数情况下,可因肺动脉滋养细胞瘤栓形成,造成急性肺梗死,出现肺动脉高压、急性肺功能衰竭及右心衰竭。

(2)阴道转移:转移灶常位于阴道前壁及穹隆,呈紫蓝色结节,破溃时引起不规则阴道流血,甚至大出血。一般认为系宫旁静脉逆行性转移所致。

(3)肝转移:为不良预后因素之一,多同时伴有肺转移。病灶较小时可无症状,也可表现右上腹部或肝区疼痛、黄疸等,若病灶穿破肝包膜可出现腹腔内出血,导致死亡。

(4)脑转移:预后凶险,为主要的致死原因。一般同时伴有肺转移和(或)阴道转移。转移初期多无症状。脑转移的形成可分为3个时期,首先为瘤栓期,可表现为一过性脑缺血症状如猝然跌倒、暂时性失语、失明等。继而发展为脑瘤期,即瘤组织增生侵入脑组织形成脑瘤,出现头痛、喷射样呕吐、偏瘫、抽搐直至昏迷。最后进入脑疝期,因脑瘤增大及周围组织出血、水肿,造成颅内压进一步升高,脑疝形成,压迫生命中枢,最终死亡。

(5)其他转移:包括脾、肾、膀胱、消化道、骨等,其症状视转移部位而异。

【诊断】

1.临床诊断

根据葡萄胎排空后或流产、足月分娩、异位妊娠后出现阴道流血和(或)转移灶及其相应症状和体征,应考虑妊娠滋养细胞肿瘤可能,结合hCG测定等检查,妊娠滋养细胞肿瘤的临床诊断可以确立。

(1)血清hCG测定:hCG水平是妊娠滋养细胞肿瘤的主要诊断依据。影像学证据支持诊断,但不是必需的。对于葡萄胎后滋养细胞肿瘤,凡符合下列标准中的任何一项且排除妊娠物残留或再次妊娠即可诊断为妊娠滋养细胞肿瘤:①hCG 测定 4 次高水平呈平台状态(±10%),并持续 3 周或更长时间,即 1,7,14,21 日;②hCG 测定 3 次上升(>10%),并至少持续 2 周或更长时间,即 1,7,14 日。

非葡萄胎后滋养细胞肿瘤的诊断标准:足月产、流产和异位妊娠后 hCG 多在 4 周左右转为阴性,若超过 4 周血清 hCG 仍持续高水平,或一度下降后又上升,在除外妊娠物残留或再次妊娠后,可诊断妊娠滋养细胞肿瘤。

(2)超声检查:是诊断子宫原发病灶最常用的方法。在声像图上子宫可正常大小或不同程度增大,肌层内可见高回声团块,边界清但无包膜;或肌层内有回声不均区域或团块,边界不清且无包膜;也可表现为整个子宫呈弥漫性增高回声,内部伴不规则低回声或无回声。彩色多普勒超声主要显示丰富的血流信号和低阻力型血流频谱。

(3)X 线胸片:为常规检查。肺转移的最初 X 线征象为肺纹理增粗,以后发展为片状或小结节阴影,典型表现为棉球状或团块状阴影。转移灶以右侧肺及中下部较为多见。X 线胸片明确的肺转移支持妊娠滋养细胞肿瘤诊断。

(4)CT 和磁共振检查:胸部 CT 对发现肺部较小病灶和脑、肝等部位的转移灶有较高的诊断价值。磁共振主要用于脑、腹腔和盆腔病灶诊断。对 X 线胸片阴性者,应常规检查胸部 CT。对 X 线胸片或胸部 CT 阳性者,应常规检查脑、肝 CT 或磁共振。

(5)其他检查:如血细胞和血小板计数、肝肾功能等。

2.组织学诊断

在子宫肌层内或子宫外转移灶组织中若见到绒毛或退化的绒毛阴影,则诊断为侵蚀性葡萄胎;若仅见成片滋养细胞浸润及坏死出血,未见绒毛结构者,则诊断为绒癌。若原发灶和转移灶诊断不一致,只要在任一组织切片中见有绒毛结构,均诊断为侵蚀性葡萄胎。

组织学证据对于妊娠滋养细胞肿瘤的诊断不是必需的,但有组织学证据时应以组织学诊断为准。

【临床分期】

采用国际妇产科联盟(FIGO)妇科肿瘤委员会制定的临床分期,该分期包含了解剖学分期和预后评分系统两个部分(表 5-2,表 5-3),其中规定预后评分≤6 分者为低危,≥7 分者为高危。例如,一患者为滋养细胞肿瘤肺转移,预后评分为 6 分,此患者的诊断应为"妊娠滋养细胞肿瘤(Ⅲ:6)"。预后评分是妊娠滋养细胞肿瘤治疗方案制定和预后评估的重要依据,而解剖学分期有助于明确肿瘤进程和各医疗单位之间比较治疗效果。

表 5-2　滋养细胞肿瘤解剖学分期(FIGO,2000 年)

Ⅰ期	病变局限于子宫
Ⅱ期	病变扩散,但仍局限于生殖器官(附件、阴道、阔韧带)
Ⅲ期	病变转移至肺,有或无生殖系统病变
Ⅳ期	所有其他转移

表 5-3　FIGO/WHO 预后评分系统(2000 年)

评分	0	1	2	4
年龄(岁)	<40	≥40	-	-
前次妊娠	葡萄胎	流产	足月产	-
距前次妊娠时间(月)	<4	4~<7	7~12	>12
治疗前血 hCG(U/L)	≤10^3	>10^3~10^4	>10^4~10^5	>10^5
最大肿瘤大小(包括子宫)	-	3~<5cm	≥5cm	-
转移部位	肺	脾、肾	胃肠道	肝、脑
转移病灶数目	-	1~4	5~8	>8
先前失败化疗	-	-	单药	两种或两种以上药物

【治疗】

治疗原则为采用以化疗为主、手术和放疗为辅的综合治疗。必须在明确临床诊断的基础上,根据病史、体征及各项辅助检查的结果,作出正确的临床分期,并根据预后评分将患者评定为低危或高危(低危通常包括≤6 分的Ⅰ~Ⅲ期患者,高危通常包括≥7 分的Ⅰ~Ⅲ期和Ⅳ期患者),再结合骨髓功能、肝肾功能及全身情况等评估,制定合适的治疗方案,以实施分层治疗。

1.化疗

常用的一线化疗药物有甲氨蝶呤(MTX)、放线菌素 D(Act-D)或国产放线菌素 D(更生霉素,KSM)、氟尿嘧啶(5-FU)、环磷酰胺(CTX)、长春新碱(VCR)、依托泊苷(VP-16)等。低危患者选择单一药物化疗,高危患者选择联合化疗。

(1)单一药物化疗:目前常用的单药化疗药物及用法见表 5-4。

表 5-4　推荐常用单药化疗药物及其用法

药物	剂量、给药途径、疗程日数	治疗间隔
MTX	0.4mg/(kg·d)肌内注射,连续 5 日	2 周
Weekly MTX	50mg/m^2 肌内注射	1 周
MTX+	1mg/(kg·d)肌内注射,第 1,3,5,7 日	2 周
四氢叶酸(CF)	0.1mg/(kg·d)肌内注射,第 2,4,6,8 日(24 小时后用)	
MTX	250mg 静脉滴注,维持 12 小时	
Act-D	10~12μg/(kg·d)静脉滴注,连续 5 日	2 周

(2)联合化疗:首选 EMA-CO 方案或氟尿嘧啶为主的联合化疗方案。

(3)疗效评估:在每一疗程化疗结束后,应每周一次测定血清 hCG,并结合妇科检查和影像学检查。在每疗程化疗结束至 18 日内,血 hCG 下降至少 1 个对数称为有效。

(4)毒、副反应防治:化疗的主要毒副反应为骨髓抑制,其次为消化道反应,肝、肾功能损害及脱发等。所以化疗前应先检查骨髓及肝肾功能等,用药期间严密观察,注意防治。

(5)停药指征:为 hCG 连续 3 次阴性后,低危患者至少给予 1 个疗程的化疗,而对于化疗过程中 hCG 下降缓慢和病变广泛者可给予 2~3 个疗程的化疗;高危患者继续化疗 3 个疗程,其中第 1 个疗程必须为联合化疗。

2.手术

主要用于辅助治疗。对控制大出血等各种并发症、切除耐药病灶、减少肿瘤负荷和缩短化疗疗程等方面有作用,在一些特定的情况下应用。

(1)子宫切除:对于无生育要求的无转移患者在初次治疗时可选择全子宫切除术,并在术中给予单药单疗程辅助化疗,也可多疗程至血 hCG 水平正常。对于大病灶、耐药病灶或病灶穿孔出血者,可在化疗的基础上行全子宫切除术,生育期年龄妇女应保留卵巢。对于有生育要求者,若穿孔病灶不大,可作病灶切除加子宫修补术;若耐药病灶为单个及子宫外转移灶已控制,血 hCG 水平不高,可考虑作病灶剜出术。

(2)肺叶切除术:对于多次化疗未能吸收的孤立的耐药病灶,血 hCG 水平不高,可考虑做肺叶切除。由于肺转移灶吸收后形成的纤维化结节可以在 hCG 转阴后在 X 线胸片上较长时间存在,所以在决定手术前应注意鉴别。

3.放射治疗

应用较少,主要用于肝、脑转移和肺部耐药病灶的治疗。

4.耐药复发病例的治疗

几乎全部无转移和低危转移患者均能治愈,但尚有 20% 左右的高危转移病例出现耐药和复发,并最终死亡。对这类患者如何治疗仍然是当今滋养细胞肿瘤治疗的一大难题。其策略大致有:①治疗前准确分期和评分,给予规范的化疗方案,以减少耐药和复发;②采用由有效二线化疗药物组成的联合化疗方案,常用药物有异环磷酰胺、铂类、博来霉素、紫杉醇等,由这些药物组成的化疗方案主要有 EP-EMA(EMA-CO 中的 CO 被顺铂和依托泊苷所替代),PVB(顺铂、长春新碱、博来霉素),BEP(博来霉素、依托泊苷、顺铂),VIP(依托泊苷、异环磷酰胺、顺铂或卡铂)等;③采用综合治疗和探索新的治疗手段。

【随访】

治疗结束后应严密随访,第 1 次在出院后 3 个月,然后每 6 个月 1 次至 3 年,此后每年 1 次直至 5 年,以后可每 2 年 1 次。也可Ⅰ~Ⅲ期低危患者随访 1 年,高危患者包括Ⅳ期随访 2 年。随访内容同葡萄胎。随访期间应严格避孕,一般于化疗停止≥12 个月后方可妊娠。

第三节 胎盘部位滋养细胞肿瘤

胎盘部位滋养细胞肿瘤(PSTT)指起源于胎盘种植部位的一种特殊类型的滋养细胞肿瘤。临床罕见,约占妊娠滋养细胞肿瘤的 1‰~2‰。多数不发生转移,预后良好。

【病理】

大体检查见肿瘤可为突向宫腔的息肉样组织,也可侵入子宫肌层或子宫外扩散,切面呈黄褐色或黄色。镜下见肿瘤几乎完全由中间型滋养细胞组成,无绒毛结构,呈单一或片状侵入子宫肌纤维之间,仅有灶性坏死和出血。免疫组化染色见部分肿瘤细胞 hCG 和人胎盘生乳素(hPL)阳性。

【临床表现】

绝大多数发生于生育期年龄,绝经后罕见,平均发病年龄 31～35 岁。可继发于足月产、流产和葡萄胎,但后者相对少见,偶尔合并活胎妊娠。症状多表现闭经后不规则阴道流血或月经过多。体征为子宫均匀性或不规则增大。仅少数病例发生子宫外转移,受累部位包括肺、阴道、脑、肝、肾及盆腔和腹主动脉旁淋巴结。一旦发生转移,预后不良。

【诊断】

症状、体征不典型,容易误诊。确诊靠组织学诊断,可通过刮宫标本作出诊断,但在多数情况下需靠手术切除的子宫标本才能准确诊断。常用的辅助检查有:

1.血清 hCG 测定

多数阴性或轻度升高,其水平与肿瘤负荷不成比例,无评估预后的价值。但检测 hCG 游离 β 亚单位常升高。

2.hPL 测定

血清 hPL 一般为轻度升高或阴性,但免疫组化通常阳性。

3.超声检查

B 型超声检查表现为类似于子宫肌瘤或其他滋养细胞肿瘤的声像图,彩色多普勒超声检查可显示子宫血流丰富。

【临床分期和高危因素】

参照 FIGO 分期中的解剖学分期,但预后评分系统不适用。一般认为,与 PSTT 预后相关的高危因素为:①肿瘤细胞有丝分裂指数＞5 个/10HPF;②距先前妊娠时间＞2 年;③有子宫外转移。

【处理】

手术是首选的治疗方法,原则是切除一切病灶,手术范围为全子宫切除及双侧附件切除术。年轻妇女若病灶局限于子宫、卵巢外观正常可保留卵巢。有高危因素的患者术后应给予辅助性化疗。因 PSTT 对化疗的敏感性不及滋养细胞肿瘤,故应选择联合化疗,首选的化疗方案为 EMA-CO。而对于无高危因素的患者一般不主张术后辅助性化疗。

【随访】

治疗后应随访,随访内容同妊娠滋养细胞肿瘤。由于通常缺乏肿瘤标志物,所以随访时临床表现和影像学检查更有价值。

第六章　异常妊娠

在正常妊娠时,胚胎必须着床在子宫腔的适当部位,并在宫腔内继续生长发育,至足月时临产并分娩。种植部位不在宫腔内或在宫内生长发育的时间过短或过长,即为异常妊娠,对母胎可造成一定的影响。如果胚胎或胎儿在宫内生长发育的时间过短,即为自然流产或早产;如果胎儿在宫内生长的时间过长,即为过期妊娠;如果胚胎种植于宫腔以外部位即为异位妊娠。

第一节　自然流产

妊娠不足 28 周、胎儿体重不足 1000g 而终止者,称为流产。发生在妊娠 12 周前者,称为早期流产,而发生在妊娠 12 周或之后者,称为晚期流产。流产分为自然流产和人工流产。胚胎着床后 31％ 发生自然流产,其中 80％ 为早期流产。在早期流产中,约 2/3 为隐性流产,即发生在月经期前的流产,也称生化妊娠。

【病因】

流产的病因包括胚胎因素、母体因素、父亲因素和环境因素。

1.胚胎因素

胚胎或胎儿染色体异常是早期流产最常见的原因,占 50％～60％,而中期妊娠流产中约占 1/3,晚期妊娠胎儿丢失中仅占 5％。染色体异常包括数目异常和结构异常。其中数目异常以三体居首,常见的有 13、16、18、21 和 22-三体,其次为 X 单体,三倍体及四倍体少见。结构异常引起流产并不常见,主要有平衡易位、倒置、缺失和重叠及嵌合体等。除遗传因素外,感染、药物等因素也可引起胚胎染色体异常。若发生流产,多为空孕囊或已退化的胚胎。少数至妊娠足月可能娩出畸形儿,或有代谢及功能缺陷。

2.母体因素

(1)全身性疾病:孕妇患全身性疾病,如严重感染、高热疾病、严重贫血或心力衰竭、血栓性疾病、慢性消耗性疾病、慢性肝肾疾病或高血压等,有可能导致流产。TORCH 感染虽对孕妇影响不大,但可感染胎儿导致流产。

(2)生殖器官异常:子宫畸形(如子宫发育不良、双子宫、双角子宫、单角子宫、子宫中隔等)、子宫肌瘤(如黏膜下肌瘤及某些壁间肌瘤)、子宫腺肌瘤、宫腔粘连等,均可影响胚胎着床发育而导致流产。宫颈重度裂伤、宫颈部分或全部切除术后、宫颈内口松弛等所致的宫颈功能不全,可引发胎膜早破而发生晚期自然流产。

(3)内分泌异常:女性内分泌功能异常(如黄体功能不全、高催乳素血症、多囊卵巢综合征等)、甲状腺功能减退、糖尿病血糖控制不良等,均可导致流产。

（4）强烈应激与不良习惯：妊娠期无论严重的躯体（如手术、直接撞击腹部、性交过频）或心理（过度紧张、焦虑、恐惧、忧伤等精神创伤）的不良刺激均可导致流产。孕妇过量吸烟、酗酒、过量饮咖啡、二醋吗啡（海洛因）等毒品，均有导致流产的报道。

（5）免疫功能异常：包括自身免疫功能异常和同种免疫功能异常。前者主要发生在抗磷脂抗体、抗β2糖蛋白抗体、狼疮抗凝血因子阳性的患者，临床上可仅表现为自然流产，甚至复发性流产，也可同时存在风湿免疫性疾病（如系统性红斑狼疮等）；少数发生在抗核抗体阳性、抗甲状腺抗体阳性的孕妇。后者是基于妊娠属于同种异体移植的理论，母胎的免疫耐受是胎儿在母体内得以生存的基础。母胎免疫耐受有赖于孕妇在妊娠期间能够产生足够的针对父系人白细胞抗原（HLA）的封闭性因子。如夫妇的 HLA 相容性过大，可以造成封闭性因子缺乏，或自然杀伤细胞的数量或活性异常，均有可能是不明原因复发性流产的原因。

3.父亲因素

有研究证实精子的染色体异常可以导致自然流产。但在临床上精子畸形率异常增高者是否与自然流产有关，尚无明确的依据。

4.环境因素

过多接触放射线和砷、铅、甲醛、苯、氯丁二烯、氧化乙烯等化学物质，均可能引起流产。

【病因】

孕 8 周前的早期流产，胚胎多先死亡，随后发生底蜕膜出血并与胚胎绒毛分离，已分离的胚胎组织如异物，可引起子宫收缩，妊娠物多能完全排出。因此时胎盘绒毛发育不成熟，与子宫蜕膜联系尚不牢固，胚胎绒毛易与底蜕膜分离，出血不多。在早期流产时胚胎发育异常，一类是全胚发育异常，即生长结构障碍，包括无胚胎、结节状胚、圆柱状胚和发育阻滞胚；另一类是特殊发育缺陷，以神经管畸形、肢体发育缺陷等最常见。

妊娠 8～12 周时胎盘绒毛发育茂盛，与底蜕膜联系较牢固，流产的妊娠物往往不易完整排出，部分妊娠物滞留在宫腔内，影响子宫收缩，导致出血量较多。

妊娠 12 周以后的晚期流产，胎盘已完全形成，流产时先出现腹痛，然后排出胎儿、胎盘。胎儿在宫腔内死亡过久，被血块包围，形成血样胎块而引起出血不止；也可因血红蛋白被吸收而形成肉样胎块，或胎儿钙化后形成石胎。其他还可见压缩胎儿、纸样胎儿、浸软胎儿、脐带异常等病理表现。

【临床表现】

流产的临床表现主要为停经后阴道流血和腹痛。

（1）在早期流产时，妊娠物排出前胚胎多已死亡。开始时绒毛与蜕膜剥离，血窦开放，出现阴道流血，剥离的胚胎和血液刺激子宫收缩，排出胚胎及其他妊娠物，产生阵发性下腹部疼痛。胚胎及其附属物完全排出后，子宫收缩，血窦闭合，出血停止。

（2）在晚期流产时，胎儿排出前后往往还有生机，其原因多为子宫解剖异常，其临床过程与早产相似，胎儿娩出后胎盘娩出，出血不多；也有少数流产前胎儿已死亡，其原因多非解剖因素所致，如严重胎儿发育异常、自身免疫异常、血栓前状态、宫内感染等。

早期流产的临床过程表现为先出现阴道流血，后出现腹痛。晚期流产的临床过程表现为先出现腹痛（阵发性子宫收缩），后出现阴道流血。

【临床类型】

按自然流产发展的不同阶段,分为以下临床类型。

1.先兆流产

先兆流产是指妊娠28周前先出现少量阴道流血,常为暗红色或血性白带,无妊娠物排出,随后出现阵发性下腹痛或腰背痛。妇科检查宫颈口未开,胎膜未破,子宫大小与停经周数相符。经休息及治疗后症状消失,可继续妊娠;若阴道流血量增多或下腹痛加剧,可发展为难免流产。

2.难免流产

难免流产是指流产不可避免。在先兆流产基础上,阴道流血量增多,阵发性下腹痛加剧,或出现阴道流液(胎膜破裂)。妇科检查宫颈口已扩张,有时可见胚胎组织或胎囊堵塞于宫颈口内,子宫大小与停经周数基本相符或略小。

3.不全流产

不全流产是指难免流产继续发展,部分妊娠物排出宫腔,还有部分残留于宫腔内或嵌顿于宫颈口处,或胎儿排出后胎盘滞留宫腔或嵌顿于宫颈口,影响子宫收缩,导致大量出血,甚至发生休克。妇科检查见宫颈口已扩张,宫颈口有妊娠物堵塞及持续性血液流出,子宫小于停经周数。

4.完全流产

完全流产是指妊娠物已全部排出,阴道流血逐渐停止,腹痛逐渐消失。妇科检查宫颈口已关闭,子宫接近正常大小。

此外,流产有3种特殊情况。

1.稽留流产

稽留流产又称过期流产,是指胚胎或胎儿已死亡滞留宫腔内未能及时自然排出者。表现为早孕反应消失,有先兆流产症状或无任何症状,子宫不再增大反而缩小。若已到中期妊娠,孕妇腹部不见增大,胎动消失。妇科检查宫颈口未开,子宫较停经周数小,质地不软,未闻及胎心。

2.复发性流产

复发性流产(RSA)是指同一性伴侣连续发生3次及3次以上的自然流产。复发性流产大多数为早期流产,少数为晚期流产。虽然复发性流产的定义为连续3次或3次以上,但大多数专家认为连续发生2次流产即应重视并予以评估,因为其再次流产的风险与3次者相近。复发性流产的原因与偶发性流产基本一致,但各种原因所占的比例有所不同,如胚胎染色体异常的发生率随着流产次数的增加而下降。早期复发性流产常见原因为胚胎染色体异常、免疫功能异常、黄体功能不全、甲状腺功能低下等;晚期复发性流产常见原因为子宫解剖异常、自身免疫异常、血栓前状态等。

3.流产合并感染

流产合并感染是指流产过程中,若阴道流血时间长,有组织残留于宫腔内或非法堕胎,有可能引起宫腔感染,常为厌氧菌及需氧菌混合感染,严重感染可扩展至盆腔、腹腔甚至全身,并发盆腔炎、腹膜炎、败血症及感染性休克。

【诊断】

诊断自然流产一般并不困难,根据病史及临床表现多能确诊,仅少数需行辅助检查。确诊自然流产后,还需确定其临床类型,决定相应的处理方法。

1. 病史

应询问患者有无停经史和反复流产史,有无早孕反应、阴道流血,应询问阴道流血量及持续时间,有无阴道排液及妊娠物排出。询问有无腹痛,腹痛部位、性质、程度。了解有无发热、阴道分泌物性状及有无臭味可协助诊断流产合并感染。

2. 体格检查

测量体温、脉搏、呼吸、血压。有无贫血及感染征象。消毒外阴后行妇科检查,注意宫颈口是否扩张,羊膜囊是否膨出,有无妊娠物堵塞于宫颈口内;子宫大小与停经周数是否相符,有无压痛;双侧附件有无压痛、增厚或包块。疑为先兆流产者,操作应轻柔。

3. 辅助检查

(1)B 型超声检查:对疑为先兆流产者,根据妊娠囊的形态,有无胎心搏动,确定胚胎或胎儿是否存活,以指导正确的治疗方法。若妊娠囊形态异常或位置下移,预后不良。不全流产及稽留流产均可借助 B 型超声检查协助确诊。

(2)妊娠试验:临床多采用尿早早孕诊断试纸条法,对诊断妊娠有价值。为进一步了解流产的预后,多选用各种敏感方法连续测定血 hCG 的水平,正常妊娠 6~8 周时,其值每日应以 66% 的速度增长,若 48 小时增长速度<66%,提示妊娠预后不良。

(3)孕激素测定:测定血孕酮水平,能协助判断先兆流产的预后。

4. 宫颈功能不全的诊断

(1)有不明原因晚期流产、早产,或未足月胎膜早破史,且分娩前或破膜前无明显宫缩,胎儿存活,应怀疑宫颈功能不全。

(2)非孕期,妇科检查发现宫颈外口松弛明显,宫颈扩张器探查宫颈管时,宫颈内口可顺利通过 8 号扩张器。

(3)妊娠期,无明显腹痛而宫颈内口开大 2cm 以上,宫颈管缩短并软化,此外 B 型超声测量宫颈内口宽度>15mm 均有助于诊断。

【鉴别诊断】

首先,应鉴别流产的类型,鉴别诊断要点见表 6-1。早期自然流产应与异位妊娠、葡萄胎、功能失调性子宫出血及子宫肌瘤等相鉴别。

【处理】

应根据自然流产的不同类型进行相应处理。

1. 先兆流产

先兆流产应卧床休息,禁性生活,必要时给予对胎儿危害小的镇静剂。黄体功能不全者可肌内注射黄体酮注射液 10~20mg,每日或隔日 1 次,口服维生素 E 保胎治疗;甲状腺功能减退者可口服小剂量甲状腺片。经治疗 2 周,若阴道流血停止,B 型超声检查提示胚胎存活,可继续妊娠。若临床症状加重,B 型超声检查发现胚胎发育不良,hCG 持续不升或下降,表明流产不可避免,应终止妊娠。此外,应重视心理治疗,使其情绪安定,增强信心。

表 6-1　各型流产的鉴别诊断

类型	病史			妇科检查	
	出血量	下腹痛	组织排出	宫颈口	子宫大小
先兆流产	少	无或轻	无	闭	与妊娠周数相符
难免流产	中→多	加剧	无	扩张	相符或略小
不全流产	少→多	减轻	部分排出	扩张或有组织物堵塞	小于妊娠周数
完全流产	少→无	无	全部排出	闭	正常或略大

2.难免流产

难免流产一旦确诊,应尽早使胚胎及胎盘组织完全排出。早期流产应及时行清宫术,对妊娠物应仔细检查,并送病理检查;如有可能争取做绒毛染色体核型分析,对明确流产原因有帮助。晚期流产时,子宫较大,出血较多,可用缩宫素 10～20U 加于 5％葡萄糖注射液 500ml 中静脉滴注,促进子宫收缩。当胎儿及胎盘排出后检查是否完全,必要时刮宫以清除宫腔内残留的妊娠物。同时,应给予抗生素预防感染。

3.不全流产

不全流产一经确诊,应尽快行刮宫术或钳刮术,清除宫腔内残留组织。阴道大量出血伴休克者,应同时输血输液,并给予抗生素预防感染。

4.完全流产

流产症状消失,B 型超声检查证实宫腔内无残留物,若无感染征象,不需特殊处理。

5.稽留流产

稽留流产处理较困难。胎盘组织机化,与子宫壁紧密粘连,致使刮宫困难。晚期流产稽留时间过长可能发生凝血功能障碍,导致弥散性血管内凝血(DIC),造成严重出血。处理前应查血常规、血小板计数及凝血功能,并做好输血准备。若凝血功能正常,先口服炔雌醇 1mg,每日 2 次,连用 5 日,或苯甲酸雌二醇 2mg 肌内注射,每日 2 次,连用 3 日,可提高子宫肌对缩宫素的敏感性。子宫<12 孕周者,可行刮宫术,术中肌内注射缩宫素,手术应特别小心,避免子宫穿孔,一次不能刮净,于 5～7 日后再次刮宫。子宫>12 孕周者,可使用米非司酮(RU486)加米索前列醇,或静脉滴注缩宫素,促使胎儿、胎盘排出。若出现凝血功能障碍,应尽早使用肝素、纤维蛋白原及输新鲜血、新鲜冰冻血浆等,待凝血功能好转后,再行刮宫。

6.复发性流产

染色体异常夫妇,应于孕前进行遗传咨询,确定是否可以妊娠。夫妇一方或双方有染色体结构异常,仍有可能分娩健康婴儿,但其胎儿有可能遗传异常的染色体,必须在孕中期行产前诊断。黏膜下肌瘤应在宫腔镜下行摘除术,影响妊娠的肌壁间肌瘤可考虑行剔除术。子宫中隔、宫腔粘连应在宫腔镜下行中隔切除、粘连松解术。宫颈功能不全应在孕 14～18 周行宫颈环扎术,术后定期随诊,提前住院,待分娩发动前拆除缝线。若环扎术后有流产征象,治疗失败,应及时拆除缝线,以免造成宫颈撕裂。抗磷脂抗体阳性患者可在确定妊娠以后使用小剂量阿司匹林 50～75mg/d,和(或)低分子肝素(5000U,每日 1～2 次,皮下注射)。黄体功能不全者,应肌内注射黄体酮20～40mg/d,也可考虑口服黄体酮,或使用黄体酮阴道制剂,用药至孕12周时即可停药。甲状腺功能低下者应在孕前及整个孕期补充甲状腺素。原因不明的复发性流产妇女,尤其是怀疑同种免疫性流产者,可行淋巴细胞主动免疫或静脉免疫球蛋白治疗,取得一定成效,但仍有争议。

7.流产合并感染

流产合并感染的治疗原则为控制感染的同时尽快清除宫内残留物。若阴道流血不多,先选用广谱抗生素2～3日,待感染控制后再行刮宫。若阴道流血量多,静脉滴注抗生素及输血的同时,先用卵圆钳将宫腔内残留大块组织夹出,使出血减少,切不可用刮匙全面搔刮宫腔,以免造成感染扩散。术后应继续用广谱抗生素,待感染控制后再行彻底刮宫。若已合并感染性休克者,应积极进行抗休克治疗,病情稳定后再行彻底刮宫。若感染严重或盆腔脓肿形成,应行手术引流,必要时切除子宫。

第二节　异位妊娠

受精卵在子宫体腔以外着床称为异位妊娠,习称宫外孕。异位妊娠依受精卵在子宫体腔外种植部位不同而分为:输卵管妊娠、卵巢妊娠、腹腔妊娠、阔韧带妊娠、宫颈妊娠。此外,剖宫产瘢痕妊娠近年在国内明显增多;子宫残角妊娠因其临床表现与异位妊娠类似,故也附于本章内简述。

异位妊娠是妇产科常见的急腹症,发病率约2%,是孕产妇死亡原因之一。近年来,由于对异位妊娠的更早诊断和处理,使患者的存活率和生育保留能力明显提高。

一、输卵管妊娠

输卵管妊娠占异位妊娠95%左右,其中壶腹部妊娠最多见,约占78%,其次为峡部、伞部,间质部妊娠较少见。另外,在偶然情况下,可见输卵管同侧或双侧多胎妊娠,或宫内与宫外同时妊娠,尤其多见于辅助生殖技术和促排卵受孕者。

【病因】

1.输卵管炎症

输卵管炎症是输卵管妊娠的主要病因,可分为输卵管黏膜炎和输卵管周围炎。输卵管黏膜炎轻者可使黏膜皱褶粘连,管腔变窄,或使纤毛功能受损,从而导致受精卵在输卵管内运行受阻而于该处着床;输卵管周围炎病变主要在输卵管浆膜层或浆肌层,常造成输卵管周围粘连,输卵管扭曲,管腔狭窄,蠕动减弱,影响受精卵运行。淋病奈瑟菌及沙眼衣原体所致的输卵管炎常累及黏膜,而流产和分娩后感染往往引起输卵管周围炎。

结节性输卵管峡部炎是一种特殊类型的输卵管炎,多由结核杆菌感染生殖道引起,该病变的输卵管黏膜上皮呈憩室样向肌壁内伸展,肌壁发生结节性增生,使输卵管近端肌层肥厚,影响其蠕动功能,导致受精卵运行受阻,容易发生输卵管妊娠。

2.输卵管妊娠史或手术史

曾有输卵管妊娠史,不管是经过保守治疗后自然吸收,还是接受输卵管保守性手术,再次妊娠复发的概率达 10%。输卵管绝育史及手术史者,输卵管妊娠的发生率为 10%～20%。尤其是腹腔镜下电凝输卵管及硅胶环套术绝育,可因输卵管瘘或再通而导致输卵管妊娠。曾因不孕接受输卵管粘连分离术、输卵管成形术(输卵管吻合术或输卵管造口术)者,再妊娠时输卵管妊娠的可能性亦增加。

3.输卵管发育不良或功能异常

输卵管过长、肌层发育差、黏膜纤毛缺乏、双输卵管、输卵管憩室或有输卵管副伞等,均可造成输卵管妊娠。输卵管功能(包括蠕动、纤毛活动以及上皮细胞分泌)受雌、孕激素调节。若调节失败,可影响受精卵正常运行。此外,精神因素可引起输卵管痉挛和蠕动异常,干扰受精卵运送。

4.辅助生殖技术

近年由于辅助生殖技术的应用,使输卵管妊娠发生率增加,既往少见的异位妊娠,如卵巢妊娠、宫颈妊娠、腹腔妊娠的发生率增加。美国因助孕技术应用所致输卵管妊娠的发生率为2.8%。

5.避孕失败

避孕失败包括宫内节育器避孕失败、口服紧急避孕药失败,发生异位妊娠的机会较大。

6.其他

子宫肌瘤或卵巢肿瘤压迫输卵管,影响输卵管管腔通畅,使受精卵运行受阻。输卵管子宫内膜异位可增加受精卵着床于输卵管的可能性。

【病理】

1.输卵管的特点

输卵管管腔狭小,管壁薄且缺乏黏膜下组织,其肌层远不如子宫肌壁厚与坚韧,妊娠时不能形成完好的蜕膜,不利于胚胎的生长发育,常发生以下结局。

(1)输卵管妊娠流产:多见于妊娠 8～12 周输卵管壶腹部妊娠。受精卵种植在输卵管黏膜皱襞内,由于蜕膜形成不完整,发育中的胚泡常向管腔突出,最终突破包膜而出血,胚泡与管壁分离,若整个胚泡剥离落入管腔,刺激输卵管逆蠕动经伞端排出到腹腔,形成输卵管妊娠完全流产,出血一般不多。若胚泡剥离不完整,妊娠产物部分排出到腹腔,部分尚附着于输卵管壁,形成输卵管妊娠不全流产,滋养细胞继续侵蚀输卵管壁,导致反复出血。出血的量和持续时间与残存在输卵管壁上的滋养细胞多少有关。如果伞端堵塞血液不能流入盆腔,积聚在输卵管内,形成输卵管血肿或输卵管周围血肿。如果血液不断流出并积聚在直肠子宫陷凹,造成盆腔积血和血肿,量多时甚至流入腹腔。

(2)输卵管妊娠破裂:多见于妊娠 6 周左右输卵管峡部妊娠。受精卵着床于输卵管黏膜皱襞间,胚泡生长发育时绒毛向管壁方向侵蚀肌层及浆膜,最终穿破浆膜,形成输卵管妊娠破裂,输卵管肌层血管丰富,短期内可发生大量腹腔内出血,使患者出现休克,出血量远较输卵管妊娠流产多,腹痛剧烈,也可反复出血,在盆腔与腹腔内形成积血和血肿,孕囊可自破裂口排入盆腔。输卵管妊娠破裂绝大多数为自发性,也可发生于性交或盆腔双合诊后。

输卵管间质部妊娠常与宫角妊娠(混用,但严格地讲,间质部妊娠更靠近输卵管黏膜,而宫角妊娠则位于宫腔的侧上方。间质部妊娠虽不多见,但由于输卵管间质部管腔周围肌层较厚,血运丰富,因此破裂常发生于孕 12～16 周。一旦破裂,犹如子宫破裂,症状极严重,往往在短时间内出现低血容量休克症状,后果严重。

(3)陈旧性宫外孕:输卵管妊娠流产或破裂,若长期反复内出血形成的盆腔血肿不消散,血肿机化变硬并与周围组织粘连,临床上称为陈旧性宫外孕。机化性包块可存在多年,甚至钙化形成石胎。

(4)继发性腹腔妊娠:无论输卵管妊娠流产或破裂,胚胎从输卵管排入腹腔内或阔韧带内,多数死亡,偶尔也有存活者。若存活胚胎的绒毛组织附着于原位或排至腹腔后重新种植而获得营养,可继续生长发育,形成继发性腹腔妊娠。

2.子宫的变化

输卵管妊娠和正常妊娠一样,合体滋养细胞产生 hCG 维持黄体生长,使甾体激素分泌增加,致使月经停止来潮,子宫增大变软,子宫内膜出现蜕膜反应。

若胚胎受损或死亡,滋养细胞活力消失,蜕膜自宫壁剥离而发生阴道流血。有时蜕膜可完整剥离,随阴道流血排出三角形蜕膜管型;有时呈碎片排出。排出的组织见不到绒毛,组织学检查无滋养细胞,此时血 hCG 下降。子宫内膜形态学改变呈多样性,若胚胎死亡已久,内膜可呈增生期改变,有时可见 Arias-Stella(A-S)反应,镜检见内膜腺体上皮细胞增生、增大,细胞边界不清,腺细胞排列成团突入腺腔,细胞极性消失,细胞核肥大、深染,细胞质有空泡。这种子宫内膜过度增生和分泌反应,可能为甾体激素过度刺激所引起;若胚胎死亡后部分深入肌层的绒毛仍存活,黄体退化迟缓,内膜仍可呈分泌反应。

【临床表现】

输卵管妊娠的临床表现与受精卵着床部位、有无流产或破裂以及出血量多少和时间长短等有关。在输卵管妊娠早期,若尚未发生流产或破裂,常无特殊的临床表现,其过程与早孕或先兆流产相似。

1.症状

典型症状为停经后腹痛与阴道流血。

(1)停经:多有 6～8 周停经史,但输卵管间质部妊娠停经时间较长。还有 20%～30%患者无停经史,把异位妊娠的不规则阴道流血误认为月经,或由于月经过期仅数日而不认为是停经。

(2)腹痛:腹痛是输卵管妊娠患者的主要症状,占 95%。输卵管妊娠发生流产或破裂之前,由于胚胎在输卵管内逐渐增大,常表现为一侧下腹部隐痛或酸胀感。当发生输卵管妊娠流产或破裂时,突感一侧下腹部撕裂样疼痛,常伴有恶心、呕吐。若血液局限于病变区,主要表现为下腹部疼痛,当血液积聚于直肠子宫陷凹时,可出现肛门坠胀感。随着血液由下腹部流向全腹,疼痛可由下腹部向全腹扩散,血液刺激膈肌,可引起肩胛部放射性疼痛及胸部疼痛。

(3)阴道流血:占 60%～80%。胚胎死亡后,常有不规则阴道流血,色暗红或深褐,量少呈点滴状,一般不超过月经量,少数患者阴道流血量较多,类似月经。阴道流血可伴有蜕膜管型或蜕膜碎片排出,是子宫蜕膜剥离所致。阴道流血常常在病灶去除后方能停止。

(4)晕厥与休克:由于腹腔内出血及剧烈腹痛,轻者出现晕厥,严重者出现失血性休克。出血量越多越快,症状出现越迅速越严重,但与阴道流血量不成正比。

（5）腹部包块：输卵管妊娠流产或破裂时所形成的血肿时间较久者，由于血液凝固并与周围组织或器官（如子宫、输卵管、卵巢、肠管或大网膜等）发生粘连形成包块，包块较大或位置较高者，腹部可扪及。

2.体征

（1）一般情况：当腹腔出血不多时，血压可代偿性轻度升高；当腹腔出血较多时，可出现面色苍白、脉搏快而细弱、心率增快和血压下降等休克表现。通常体温正常，休克时体温略低，腹腔内血液吸收时体温略升高，但不超过 38℃。

（2）腹部检查：下腹有明显压痛及反跳痛，尤以患侧为著，但腹肌紧张轻微。当出血较多时，叩诊有移动性浊音。有些患者下腹可触及包块，若反复出血并积聚，包块可不断增大变硬。

（3）盆腔检查：阴道内常有来自宫腔的少许血液。输卵管妊娠未发生流产或破裂者，除子宫略大较软外，仔细检查可触及胀大的输卵管及轻度压痛。输卵管妊娠流产或破裂者，阴道后穹隆饱满，有触痛。将宫颈轻轻上抬或向左右摆动时引起剧烈疼痛，称为宫颈举痛或摇摆痛，此为输卵管妊娠的主要体征之一，是因加重对腹膜的刺激所致。当内出血多时，检查子宫有漂浮感。子宫一侧或其后方可触及肿块，其大小、形状、质地常有变化，边界多不清楚，触痛明显。当病变持续较久时，肿块机化变硬，边界亦渐清楚。输卵管间质部妊娠时，子宫大小与停经月份基本符合，但子宫不对称，一侧角部突出，破裂所致的征象与子宫破裂极相似。

【诊断】

在输卵管妊娠未发生流产或破裂时，临床表现不明显，诊断较困难，需采用辅助检查方能确诊。

输卵管妊娠流产或破裂后，诊断多无困难。如有困难应严密观察病情变化，若阴道流血淋漓不断，腹痛加剧，盆腔包块增大以及血红蛋白呈下降趋势等，有助于确诊。必要时可采用下列检查方法协助诊断。

1.hCG 测定

尿或血 hCG 测定对早期诊断异位妊娠至关重要。在异位妊娠时，患者体内 hCG 水平较宫内妊娠低。连续测定血 hCG，若倍增时间大于 7 日，异位妊娠可能性极大；倍增时间小于 4 日，异位妊娠可能性极小。

2.孕酮测定

血清孕酮的测定对判断正常妊娠胚胎的发育情况有帮助。在输卵管妊娠时，血清孕酮水平偏低，多数在 $10\sim25\text{ng/ml}$。如果血清孕酮值＞25ng/ml，异位妊娠概率小于 1.5%；如果其值＜5ng/ml，应考虑宫内妊娠流产或异位妊娠。

3.B 型超声诊断

B 型超声检查对异位妊娠诊断必不可少，还有助于明确异位妊娠部位和大小。阴道超声检查较腹部超声检查准确性高。异位妊娠的声像特点：宫腔内未探及妊娠囊，若宫旁探及异常低回声区，且见胚芽及原始心管搏动，可确诊异位妊娠；若宫旁探及混合回声区，子宫直肠陷凹有游离暗区，虽未见胚芽及胎心搏动，也应高度怀疑异位妊娠。由于子宫内有时可见到假妊娠囊（蜕膜管型与血液形成），应注意鉴别，以免误诊为宫内妊娠。

将血 hCG 测定与超声检查相配合，对异位妊娠的诊断帮助很大。当血 hCG＞2000U/L、阴道超声未见宫内妊娠囊时,异位妊娠诊断基本成立。

4.腹腔镜检查

腹腔镜检查是异位妊娠诊断的金标准,而且可以在确诊的同时行镜下手术治疗。但有3%～4%的患者因妊娠囊过小而被漏诊,也可能因输卵管扩张和颜色改变而误诊为异位妊娠,应予注意。

5.阴道后穹隆穿刺

阴道后穹隆穿刺是一种简单可靠的诊断方法,适用于疑有腹腔内出血的患者。腹腔内出血最易积聚于直肠子宫陷凹,即使血量不多,也能经阴道后穹隆穿刺抽出血液。抽出暗红色不凝血液,说明有血腹症存在。陈旧性宫外孕时,可抽出小块或不凝固的陈旧血液。若穿刺针头误入静脉,则血液较红,将标本放置10分钟左右即可凝结。当无内出血、内出血量很少、血肿位置较高或直肠子宫陷凹有粘连时,可能抽不出血液,因此阴道后穹隆穿刺阴性不能排除输卵管妊娠。

6.诊断性刮宫

诊断性刮宫很少应用,适用于不能存活宫内妊娠的鉴别诊断和超声检查不能确定妊娠部位者。将宫腔排出物或刮出物做病理检查,切片中见到绒毛,可诊断为宫内妊娠;仅见蜕膜未见绒毛,有助于诊断异位妊娠。

【鉴别诊断】

输卵管妊娠应与流产、急性输卵管炎、急性阑尾炎、黄体破裂及卵巢囊肿蒂扭转鉴别(表6-2)。

表6-2　异位妊娠的鉴别诊断

	输卵管妊娠	流产	急性输卵管炎	急性阑尾炎	黄体破裂	卵巢囊肿蒂扭转
停经	多有	有	无	无	多无	无
腹痛	突然撕裂样剧痛,自下腹一侧开始向全腹扩散	下腹中央阵发性坠痛	两下腹持续性疼痛	持续性疼痛,从上腹开始经脐周转至右下腹	下腹一侧突发性疼痛	下腹一侧突发性疼痛
阴道流血	量少,暗红色,可有蜕膜管型排出	开始量少,后增多,鲜红色,有小血块或绒毛排出	无	无	无或有如月经量	无
休克	程度与外出血不成正比	程度与外出血成正比	无	无	无或有轻度休克	无
体温	正常,有时低热	正常	升高	升高	正常	稍高
盆腔检查	宫颈举痛,直肠子宫陷凹有肿块	无宫颈举痛,宫口稍开,子宫增大变软	举宫颈时两侧下腹疼痛	无肿块触及,直肠指检右侧高位压痛	无肿块触及,一侧附件压痛	宫颈举痛,卵巢肿块边缘清晰,蒂部触痛明显

	输卵管妊娠	流产	急性输卵管炎	急性阑尾炎	黄体破裂	卵巢囊肿蒂扭转
白细胞计数	正常或稍高	正常	升高	升高	正常或稍高	稍高
血红蛋白	下降	正常或稍低	正常	正常	下降	正常
阴道后穹隆穿刺	可抽出不凝血液	阴性	可抽出渗出液或脓液	阴性	可抽出血液	阴性
hCG检测	多为阳性	多为阳性	阴性	阴性	阴性	阴性
B型超声	一侧附件低回声区，其内有妊娠囊	宫内可见妊娠囊	两侧附件低回声区	子宫附件区无异常回声	一侧附件低回声区	一侧附件低回声区，边缘清晰，有条索状蒂

【治疗】

异位妊娠的治疗包括药物治疗和手术治疗。

1.药物治疗

采用化学药物治疗，主要适用于早期输卵管妊娠、要求保存生育能力的年轻患者。符合下列条件可采用此法：①无药物治疗的禁忌证；②输卵管妊娠未发生破裂；③妊娠囊直径≤4cm；④血hCG<2000U/L；⑤无明显内出血。主要的禁忌证为：①生命体征不稳定；②异位妊娠破裂；③妊娠囊直径≥4cm或≥3.5cm伴胎心搏动。化疗一般采用全身用药，亦可采用局部用药。全身用药常用甲氨蝶呤(MTX)，治疗机制是抑制滋养细胞增生，破坏绒毛，使胚胎组织坏死、脱落、吸收。治疗方案很多，常用剂量为0.4mg/(kg·d)，肌内注射，5日为一疗程；若单次剂量肌内注射常用50mg/m² 体表面积计算，在治疗第4日和第7日测血清hCG，若治疗后4～7日血hCG下降<15%，应重复剂量治疗，然后每周重复测血清hCG，直至hCG降至5U/L，一般需3～4周。应用化学药物治疗，未必每例均获成功，故应在MTX治疗期间，应用B型超声和血hCG进行严密监护，并注意患者的病情变化及药物毒副反应。若用药后14日血hCG下降并连续3次阴性，腹痛缓解或消失，阴道流血减少或停止者为显效。若病情无改善，甚至发生急性腹痛或输卵管破裂症状，则应立即进行手术治疗。局部用药可采用在超声引导下穿刺或在腹腔镜下将甲氨蝶呤直接注入输卵管的妊娠囊内。

2.手术治疗

手术治疗分为保守手术和根治手术。保守手术为保留患侧输卵管，根治手术为切除患侧输卵管。手术治疗适用于：①生命体征不稳定或有腹腔内出血征象者；②诊断不明确者；③异位妊娠有进展者(如血hCG>3000U/L或持续升高、有胎心搏动、附件区大包块等)；④随诊不可靠者；⑤药物治疗禁忌证或无效者。

(1)保守手术:适用于有生育要求的年轻妇女,特别是对侧输卵管已切除或有明显病变者。近年异位妊娠早期诊断率明显提高,输卵管妊娠在流产或破裂前确诊者增多,采用保守手术明显增多。根据受精卵着床部位及输卵管病变情况选择术式,若为伞部妊娠可行挤压将妊娠产物挤出;壶腹部妊娠行输卵管切开术,取出胚胎再缝合;峡部妊娠行病变节段切除及断端吻合。手术若采用显微外科技术可提高以后的妊娠率。输卵管妊娠行保守手术后,残余滋养细胞有可能继续生长,再次发生出血,引起腹痛等,称为持续性异位妊娠。术后应密切监测血 hCG 水平,若术后血 hCG 升高、术后 1 日血 hCG 下降<50%,或术后 12 日血 hCG 未下降至术前值的 10% 以下,均可诊断为持续性异位妊娠,及时给予甲氨蝶呤治疗,必要时需再手术。

(2)根治手术:适用于无生育要求的输卵管妊娠、内出血并发休克的急症患者。应在积极纠正休克同时,迅速打开腹腔,提出病变输卵管,用卵圆钳钳夹出血部位,暂时控制出血,并加快输血、输液,待血压上升后继续手术切除输卵管,并酌情处理对侧输卵管。

输卵管间质部妊娠,应争取在破裂前手术,避免可能威胁生命的大量出血。手术应做子宫角部楔形切除及患侧输卵管切除,必要时切除子宫。

输卵管妊娠手术可经腹或经腹腔镜完成,其中腹腔镜手术是治疗异位妊娠的主要方法。除非生命体征不稳定,需要快速进腹止血并完成手术,其余情况均可经腹腔镜手术。与经腹手术相比,腹腔镜手术的手术时间、住院日更短,术后康复更快,术后输卵管通畅性、宫内妊娠率及再次异位妊娠率也均无明显的差异。

二、其他部位妊娠

(一)卵巢妊娠

卵巢妊娠是指受精卵在卵巢着床和发育,发病率为 1:(7000~50 000)。卵巢妊娠的诊断标准为:①双侧输卵管正常;②胚泡位于卵巢组织内;③卵巢及胚泡以卵巢固有韧带与子宫相连;④胚泡壁上有卵巢组织。

卵巢妊娠的临床表现与输卵管妊娠极相似,主要症状为停经、腹痛及阴道流血。卵巢妊娠绝大多数在早期破裂,有报道极少数可妊娠至足月,甚至胎儿存活。破裂后可引起腹腔内大量出血,甚至休克。因此,术前往往诊断为输卵管妊娠或误诊为卵巢黄体破裂。术中经仔细探查方能明确诊断,因此切除组织必须常规进行病理检查。

治疗方法为手术治疗,手术应根据病灶范围作卵巢部分切除、卵巢楔形切除、卵巢切除术或患侧附件切除术,手术亦可在腹腔镜下进行。

(二)腹腔妊娠

腹腔妊娠是指胚胎或胎儿位于输卵管、卵巢及阔韧带以外的腹腔内,发病率约为 1:15 000,母体死亡率约为 5%,胎儿存活率仅为 1‰。

腹腔妊娠分为原发性和继发性两类。原发性腹腔妊娠是指受精卵直接种植于腹膜、肠系膜、大网膜等处,极少见。原发性腹腔妊娠的诊断标准为:①两侧输卵管和卵巢正常,无近期妊娠的证据;②无子宫腹膜瘘形成;③妊娠只存在于腹腔内,无输卵管妊娠等的可能性。促使受精卵原发着床于腹膜的因素可能为腹膜有子宫内膜异位灶。继发性腹腔妊娠往往发生于输卵管妊娠流产或破裂后,偶可继发于卵巢妊娠或子宫内妊娠而子宫存在缺陷(如瘢痕子宫裂开或子宫腹膜瘘)破裂后。胚胎落入腹腔,部分绒毛组织仍附着于原着床部位,并继续向外生长,附着于盆腔腹膜及邻近脏器表面。腹腔妊娠胎盘附着异常,血液供应不足,胎儿不易存活至足月。

　　患者有停经及早孕反应,且病史中多有输卵管妊娠流产或破裂症状,或孕早期出现不明原因的短期贫血症状,伴有腹痛及阴道流血,以后逐渐缓解。随后阴道流血停止,腹部逐渐增大。在胎动时,孕妇常感腹部疼痛,随着胎儿长大,症状逐渐加重。腹部检查发现子宫轮廓不清,但胎儿肢体极易触及,胎位异常,肩先露或臀先露,先露高浮,胎心异常清晰,胎盘杂音响亮。盆腔检查发现宫颈位置上移,子宫比妊娠月份小并偏于一侧,但有时不易触及,胎儿位于子宫另一侧。近预产期时可有阵缩样假分娩发动,但宫口不扩张,经宫颈不易触及胎先露部。若胎儿死亡,妊娠征象消失,月经恢复来潮,粘连的脏器和大网膜包裹死胎,胎儿逐渐缩小,日久者干尸化或成为石胎。若继发感染,形成脓肿,可向母体肠管、阴道、膀胱或腹壁穿通,排出胎儿骨骼。B 型超声检查发现宫腔内空虚,胎儿与子宫分离;在胎儿与膀胱间未见子宫肌壁层;胎儿与子宫关系异常或胎位异常;子宫外可见胎盘组织。MRI、CT 对诊断也有一定帮助。

　　腹腔妊娠确诊后,应即行剖腹取出胎儿。术前评估和准备非常重要,包括术前血管造影栓塞术、子宫动脉插管、输尿管插管、肠道准备、充分备血及多专科抢救团队等。胎盘的处理要特别慎重,任意剥离将引起大量出血。胎盘的处理应根据其附着部位、胎儿存活及死亡时间决定。胎盘附着于子宫、输卵管或阔韧带者,可将胎盘连同附着器官一并切除。胎盘附着于腹膜或肠系膜等处,胎儿存活或死亡不久(不足 4 周),则不能触动胎盘,在紧靠胎盘处结扎脐带,将胎盘留在腹腔内,约需半年逐渐吸收,若未吸收而发生感染者,应再度剖腹酌情切除或引流;若胎儿死亡已久,则可试行剥离胎盘,有困难时仍宜将胎盘留于腹腔内,一般不做胎盘部分切除。术后需用抗生素预防感染。将胎盘留于腹腔内者,应定期通过超声检查及血 hCG 测定了解胎盘退化吸收程度。

(三)宫颈妊娠

　　受精卵着床和发育在宫颈管内者称为宫颈妊娠,极罕见。发病率约 1 : 18000,近年辅助生殖技术的大量应用,宫颈妊娠的发病率有所增高。宫颈妊娠多见于经产妇,有停经及早孕反应,因受精卵着床于以纤维组织为主的宫颈部,故妊娠一般很少维持至 20 周。其主要症状为无痛性阴道流血或血性分泌物,流血量一般由少到多,也可为间歇性阴道大量流血。检查发现宫颈显著膨大呈桶状,变软变蓝,宫颈外口扩张边缘很薄,内口紧闭,子宫体大小正常或稍大。宫颈妊娠的诊断标准:①妇科检查发现在膨大的宫颈上方为正常大小的子宫;②妊娠产物完全在宫颈管内;③分段刮宫,宫腔内未发现任何妊娠产物。

　　本病易误诊为难免流产,若能提高警惕,发现宫颈特异改变,有可能明确诊断。B 型超声检查对诊断有帮助,显示宫腔空虚,妊娠产物位于膨大的宫颈管内。彩色多普勒超声可明确胎盘种植范围。

　　确诊后可行搔刮宫颈管术或行吸刮宫颈管术,术前应做好输血准备或于术前行子宫动脉栓塞术以减少术中出血;术后用纱布条填塞宫颈管创面,或应用小水囊压迫止血,若流血不止,可行双侧髂内动脉结扎。若效果不佳,应及时行全子宫切除术,以挽救生命。

　　为减少刮宫时出血并避免切除子宫,近年采用术前给予 MTX 治疗。MTX 每日肌内注射20mg,共 5 日,或 MTX 单次肌内注射 50mg/m²,或将 MTX 50mg 直接注入妊娠囊内。如已有胎心搏动,也可先注入 10% KCl 2ml 到孕囊内。经 MTX 治疗后,胚胎死亡,其周围绒毛组织坏死,刮宫时出血量明显减少。

[附 1]子宫残角妊娠

子宫残角妊娠是指受精卵于子宫残角内着床并生长发育,多发生于初产妇。残角子宫为子宫先天发育畸形,系胚胎期副中肾管会合过程中出现异常而导致一侧副中肾管发育不全的结局。表现为除正常子宫外,尚可见一较小子宫,宫腔内有时可见内膜线。残角子宫往往不能与另一侧发育较好的宫腔沟通,从而使残角子宫可能以下述两种方式受精:一种方式是精子经对侧输卵管外游走至患侧输卵管内与卵子结合而进入残角;另一种方式是受精卵经对侧输卵管外游到患侧输卵管而进入残角子宫着床发育。残角子宫肌壁多发育不良,不能承受胎儿生长发育,多数于妊娠 14~20 周发生肌层完全破裂或不完全破裂,引起严重内出血,症状与输卵管间质部妊娠破裂相似。偶有妊娠达足月者,分娩期亦可出现宫缩,但因不可能经阴道分娩,胎儿往往在临产后死亡。子宫残角妊娠确诊后应及早手术,切除残角子宫,若为活胎,应先行剖宫产,然后切除残角子宫。

[附 2]剖宫产瘢痕部位妊娠

剖宫产瘢痕部位妊娠(CSP)是指有剖宫产史孕妇,胚胎着床于子宫下段剖宫产切口瘢痕处,是一种特殊部位的异位妊娠,为剖宫产的远期并发症之一。近年来由于国内剖宫产率居高不下,此病的发生率呈上升趋势。

病因至今尚未阐明,可能是由于剖宫产术后子宫切口愈合不良,瘢痕宽大,或者炎症导致瘢痕部位有微小裂孔,当受精卵运行过快或者发育迟缓,在通过宫腔时未具种植能力,当抵达瘢痕处时通过微小裂孔进入了子宫肌层而着床。

临床表现为既往有子宫下段剖宫产史,此次停经后伴不规则阴道出血。在临床上常被误诊为宫颈妊娠、难免流产或不全流产。由于子宫峡部肌层较薄弱,加之剖宫产切口瘢痕缺乏收缩能力,CSP 在流产或刮宫时断裂的血管不能自然关闭,可发生致命的大量出血。早期诊断可避免子宫大出血及子宫破裂等并发症的发生。经阴道 B 型超声是诊断 CSP 的主要手段,其图像为:①宫腔内无妊娠囊;②宫颈管内无妊娠囊;③妊娠囊位于子宫峡部前壁,超声下可见原始心管搏动或者仅见混合性回声包块;④膀胱壁和妊娠囊之间缺少正常肌层。彩色多普勒超声可显示妊娠物内部及周边血流丰富。三维超声及 MRI 检查可增加诊断的准确性。

一旦确诊必须立即住院治疗,治疗方案依据个体化的原则。对于早期妊娠患者,如无腹痛,阴道出血不多,妊娠包块未破裂者可先选择 MTX 治疗,可局部用药或全身用药;或子宫动脉栓塞,待血 hCG 明显下降及妊娠包块周围血供明显减少后在 B 型超声引导下行清宫术。中期妊娠患者如无并发症,可密切观察下继续妊娠;如需终止妊娠,可先行子宫动脉栓塞术后再行引产术。亦可行剖宫取胎术并局部病灶切除。晚孕患者,瘢痕处胎盘多有植入,分娩前应充分做好处理准备。对于清宫、引产或足月分娩后大量出血者,应立即宫腔填塞或水囊压迫止血,尽快行子宫动脉栓塞术。危急情况下为抢救患者生命可行子宫切除术。

第三节 早 产

早产是指妊娠满 28 周至不足 37 周（196～258 日）间分娩者。此时娩出的新生儿称为早产儿，体重为 1000～2499g。早产儿各器官发育尚不够健全，出生孕周越小，体重越轻，其预后越差。国内早产占分娩总数的 5%～15%。出生 1 岁以内死亡的婴儿约 2/3 为早产儿。随着早产儿的治疗及监护手段不断进步，其生存率明显提高，伤残率下降，有些国家已将早产时间的下限定义为妊娠 24 周或 20 周。

【早产的分类及原因】

早产按原因可分为 3 类：自发性早产、未足月胎膜早破早产（PPROM）和治疗性早产。

1.自发性早产

自发性早产是最常见的类型，约占 45%。其发生的机制主要为：①孕酮撤退；②缩宫素作用；③蜕膜活化。

自发性早产的高危因素包括：早产史、妊娠间隔短于 18 个月或大于 5 年、早孕期有先兆流产（阴道流血）、宫内感染（主要为解脲支原体和人型支原体）、细菌性阴道病、牙周病、不良生活习惯（每日吸烟≥10 支，酗酒）、贫困和低教育人群、孕期高强度劳动、子宫过度膨胀（如羊水过多、多胎妊娠）及胎盘因素（前置胎盘、胎盘早剥、胎盘功能减退等），近年发现某些免疫调节基因异常可能与自发性早产有关。

2.未足月胎膜早破早产

未足月胎膜早破早产病因及高危因素包括：PPROM 史、体重指数（BMI）<19.8kg/m²、营养不良、吸烟、宫颈功能不全、子宫畸形（如中隔子宫、单角子宫、双角子宫等）、宫内感染、细菌性阴道病、子宫过度膨胀、辅助生殖技术受孕等。

3.治疗性早产

由于母体或胎儿的健康原因不允许继续妊娠，在未足 37 周时采取引产或剖宫产终止妊娠，即为治疗性早产。终止妊娠的常见指征有：子痫前期、胎儿窘迫、胎儿生长受限、羊水过少或过多、胎盘早剥、妊娠合并症（如慢性高血压、糖尿病、心脏病、肝病、急性阑尾炎、肾脏疾病等）、前置胎盘出血、其他不明原因产前出血、血型不合溶血以及胎儿先天缺陷等。

【预测】

早产的预测有重要意义：对有自发性早产高危因素的孕妇在 24 周以后定期预测，有助于评估早产的风险，及时处理；对 20 周以后宫缩异常频繁的孕妇，通过预测可以判断是否需要使用宫缩抑制剂，避免过度用药。

预测早产的方法如下。①阴道超声检查：宫颈长度<25mm，或宫颈内口漏斗形成伴有宫颈缩短，提示早产风险增大。②阴道后穹隆分泌物胎儿纤连蛋白（fFN）检测：一般以 fFN>50ng/ml 为阳性，提示早产风险增加；若 fFN 阴性，则 1 周内不分娩的阴性预测值达 97%，2 周内不分娩的阴性预测值达 95%。可以看出，fFN 的意义在于其阴性预测价值。

【临床表现及诊断】

早产的主要临床表现是子宫收缩,最初为不规则宫缩,常伴有少许阴道流血或血性分泌物,以后可发展为规则宫缩,其过程与足月临产相似,胎膜早破较足月临产多。宫颈管先逐渐消退,然后扩张。在临床上,早产可分为先兆早产和早产临产两个阶段。先兆早产是指有规则或不规则宫缩,伴有宫颈管的进行性缩短。早产临产需符合下列条件:①出现规则宫缩(20分钟≥4次,或60分钟≥8次),伴有宫颈的进行性改变;②宫颈扩张1cm以上;③宫颈展平≥80%。诊断早产一般并不困难,但应与妊娠晚期出现的生理性子宫收缩相区别。生理性子宫收缩一般不规则、无痛感,且不伴有宫颈管缩短和宫口扩张等改变。

【预防】

积极预防早产是降低围产儿死亡率的重要措施之一。

(1)定期产前检查,指导孕期卫生,积极治疗泌尿道、生殖道感染,孕晚期节制性生活,以免胎膜早破。对早产高危孕妇,应定期行风险评估,及时处理。

(2)加强对高危妊娠的管理,积极治疗妊娠合并症及预防并发症的发生,减少治疗性早产率,提高治疗性早产的新生儿生存率。

(3)已明确宫颈功能不全者,应于妊娠14~18周行宫颈环扎术。

(4)对怀疑宫颈功能不全,尤其是孕中、晚期宫颈缩短者,可选用以下方法。①黄体酮阴道制剂,100~200mg每晚置阴道内,从妊娠20周用至34周,可明显减少34周前的早产率。②宫颈环扎术,曾有2次或2次以上晚期流产或早产史患者,可在孕14~18周行预防性宫颈环扎术。如孕中期以后超声检查提示宫颈短于25mm者,也可行应激性宫颈环扎术。如宫颈功能不全在孕中期后宫口已开张,甚至宫颈外口已见羊膜囊脱出,可采用紧急宫颈环扎术作为补救,仍有部分患者可延长孕周。③子宫托:近年有报道,用子宫托可代替环扎术处理孕中期以后宫颈缩短的宫颈功能不全患者。

各种预防措施主要针对单胎妊娠,对多胎妊娠尚缺乏充足的循证医学依据。

【治疗】

治疗原则:若胎膜完整,在母胎情况允许时尽量保胎至足月。

1.卧床休息

宫缩较频繁,但宫颈无改变,阴道分泌物fFN阴性,不必卧床和住院,只需适当减少活动的强度和避免长时间站立即可;宫颈已有改变的先兆早产者,需住院并相对卧床休息;已早产临产,应绝对卧床休息。

2.促胎肺成熟治疗

妊娠<34周,1周内有可能分娩的孕妇,应使用糖皮质激素促胎儿肺成熟。方法:地塞米松注射液6mg肌内注射,每12小时1次,共4次。妊娠32周后选用单疗程治疗。

3.抑制宫缩治疗

先兆早产患者,通过适当控制宫缩,能明显延长孕周;早产临产患者,宫缩抑制剂虽不能阻止早产分娩,但可能延长孕龄3~7日,为促胎肺成熟治疗和宫内转运赢得时机。

(1)β肾上腺素能受体激动剂:子宫平滑肌细胞膜上的β2受体兴奋剂,可激活细胞内腺苷酸环化酶,促使三磷腺苷合成环磷腺苷(cAMP),降低细胞内钙离子浓度,阻止子宫肌收缩蛋白活性,抑制子宫平滑肌收缩。此类药物抑制宫缩的效果肯定,但在兴奋 β2 受体的同时也兴奋 β1 受体,其副作用较明显,主要有母胎心率增快、心肌耗氧量增加、血糖升高、水钠潴留、血钾降低等,严重时可出现肺水肿、心衰,危急母亲生命。故对合并心脏病、高血压、未控制的糖尿病和并发重度子痫前期、明显产前出血等孕妇慎用或禁用。用药期间需密切监测生命体征和血糖情况。常用药物有利托君,方法:100mg 加于 5％ 葡萄糖液 500ml 静脉滴注,初始剂量为 5 滴/分,根据宫缩情况进行调节,每 10 分钟增加 5 滴,最大量至 35 滴/分,待宫缩抑制后持续滴注 12 小时,停止静脉滴注前 30 分钟改为口服 10mg,每 4～6 小时 1 次。用药期间需密切观察孕妇主诉及心率、血压、宫缩变化,并限制静脉输液量(每日不超过 2000ml),以防肺水肿。如患者心率＞120 次/分,应减滴数;如心率＞140 次/分,应停药;如出现胸痛,应立即停药并行心电监护。长期用药者应监测血钾、血糖、肝功能和超声心动图。

(2)硫酸镁:高浓度的镁离子直接作用于子宫平滑肌细胞,拮抗钙离子对子宫收缩活性,有较好抑制子宫收缩的作用。常用方法为:25％硫酸镁 16ml 加于 5％葡萄糖液 100ml 中,在 30～60 分钟内静脉滴注完,后以 1～2g/h 的剂量维持,每日总量不超过 30g。用药过程中必须监测镁离子浓度,密切注意呼吸、膝反射及尿量。如呼吸＜16 次/分,尿量＜17ml/h,膝反射消失,应立即停药,并给予钙剂拮抗。因抑制宫缩所需的血镁浓度与中毒浓度接近,肾功能不良、肌无力、心肌病患者禁用。

有学者对硫酸镁的抗早产作用提出质疑,但发现早产临产前治疗至少 12 小时对胎儿脑神经损伤有保护作用,可减少早产儿脑瘫的发生率。

(3)阿托西班:一种缩宫素的类似物,通过竞争子宫平滑肌细胞膜上的缩宫素受体,抑制由缩宫素所诱发的子宫收缩,其抗早产的效果与利托君相似。但其副作用少,在欧洲国家广泛使用。

(4)钙通道阻滞剂:一类可选择性减少慢通道 Ca^{2+} 内流、干扰细胞内 Ca^{2+} 浓度、抑制子宫收缩的药物。常用药物为硝苯地平(nifedipine),其抗早产的作用比利托君更安全、更有效。用法:10mg 口服,每 6～8 小时 1 次,应密切注意孕妇心率及血压变化。已用硫酸镁者慎用,以防血压急剧下降。

(5)前列腺素合成酶抑制剂:能抑制前列腺素合成酶,减少前列腺素合成或抑制前列腺素释放,从而抑制宫缩。因其可通过胎盘,大剂量长期使用可使胎儿动脉导管提前关闭,导致肺动脉高压;且有使肾血管收缩,抑制胎尿形成,使肾功能受损,羊水减少的严重副作用,故此类药物仅在孕 32 周前短期(1 周内)选用。常用药物为吲哚美辛,初始剂量 50mg,每 8 小时口服 1 次,24 小时后改为 25mg,每 6 小时 1 次。用药过程中需密切监测羊水量及胎儿动脉导管血流。

4.控制感染

感染是早产的重要原因之一,应对未足月胎膜早破、先兆早产和早产临产孕妇做阴道分泌物细菌学检查,尤其是 B 族链球菌的培养。有条件时,可做羊水感染指标相关检查。阳性者应根据药敏试验选用对胎儿安全的抗生素,对未足月胎膜早破者,必须预防性使用抗生素。

5.终止早产的指征

下列情况需终止早产治疗:①宫缩进行性增强,经多种药物治疗无法控制者;②有宫内感染者;③衡量母胎利弊,继续妊娠对母胎的危害大于胎肺成熟对胎儿的好处;④孕周已达 34 周,如无母胎并发症,可停用抗早产药,顺其自然,不必干预,只需密切监测胎儿情况即可。

6.分娩期处理

大部分早产儿可经阴道分娩,临产后慎用吗啡、哌替啶等抑制新生儿呼吸中枢的药物;产程中应给孕妇吸氧,密切观察胎心变化,可持续胎心监护;第二产程可行会阴后侧切开,预防早产儿颅内出血等。对于早产胎位异常者,在权衡新生儿存活利弊基础上,可考虑剖宫产。

第四节　过期妊娠

平时月经周期规则,妊娠达到或超过 42 周(≥294 日)尚未分娩者,称为过期妊娠。其发生率占妊娠总数的 3%～15%。过期妊娠使胎儿窘迫、胎粪吸入综合征、过熟综合征、新生儿窒息、围产儿死亡、巨大儿以及难产等不良结局发生率增高,并随妊娠期延长而增加。

【病理】

1.胎盘

过期妊娠的胎盘病理有两种类型。一种是胎盘功能正常,除重量略有增加外,胎盘外观和镜检均与足月妊娠胎盘相似。另一种是胎盘功能减退。

2.羊水

正常妊娠 38 周后,羊水量随妊娠推延逐渐减少,妊娠 42 周后羊水迅速减少,约 30% 减至 300ml 以下;羊水粪染率明显增高,是足月妊娠的 2～3 倍,若同时伴有羊水过少,羊水粪染率达 71%。

3.胎儿

过期妊娠胎儿生长模式与胎盘功能有关,可分以下 3 种。

(1)正常生长及巨大儿:胎盘功能正常者,能维持胎儿继续生长,约 25% 成为巨大儿,其中 5.4% 胎儿出生体重＞4500g。

(2)胎儿过熟综合征:过熟儿表现出过熟综合征的特征性外貌,与胎盘功能减退、胎盘血流灌注不足、胎儿缺氧及营养缺乏等有关。其典型表现为:皮肤干燥、松弛、起皱、脱皮,脱皮尤以手心和脚心明显;身体瘦长、胎脂消失、皮下脂肪减少,表现为消耗状;头发浓密,指(趾)甲长;新生儿睁眼、异常警觉和焦虑,容貌似"小老人"。因为羊水减少和胎粪排出,胎儿皮肤黄染,羊膜和脐带呈黄绿色。

(3)胎儿生长受限:小样儿可与过期妊娠共存,后者更增加胎儿的危险性,约 1/3 过期妊娠死产儿为生长受限小样儿。

【对母儿影响】

1.对围产儿影响

除上述胎儿过熟综合征外,胎儿窘迫、胎粪吸入综合征、新生儿窒息及巨大儿等围产儿发病率及死亡率均明显增高。

2.对母体影响

产程延长和难产率增高,使手术产率及母体产伤明显增加。

【诊断】

准确核实孕周,确定胎盘功能是否正常是关键。

1.核实孕周

(1)病史:①以末次月经第 1 日计算,平时月经规则、周期为 28～30 日的孕妇停经≥42 周尚未分娩,可诊断为过期妊娠。若月经周期超过 30 日,应酌情顺延。②根据排卵日推算,月经不规则、哺乳期受孕或末次月经记不清的孕妇,可根据基础体温提示的排卵期推算预产期,若排卵后≥280 日仍未分娩者可诊断为过期妊娠。③根据性交日期推算预产期。④根据辅助生殖技术(如人工授精、体外受精-胚胎移植术)的日期推算预产期。

(2)临床表现:早孕反应开始出现时间、胎动开始出现时间以及早孕期妇科检查发现的子宫大小,均有助于推算孕周。

(3)实验室检查:①根据 B 型超声检查确定孕周,妊娠 20 周内,B 型超声检查对确定孕周有重要意义。妊娠 5～12 周内以胎儿顶臀径推算孕周较准确,妊娠 12～20 周以内以胎儿双顶径、股骨长度推算预产期较好。②根据妊娠初期血、尿 hCG 增高的时间推算孕周。

2.判断胎儿安危状况

(1)胎动情况:通过胎动自我监测,如胎动明显减少提示胎儿宫内缺氧。

(2)电子胎儿监护:如无应激试验(NST)为无反应型需进一步做缩宫素激惹试验(OCT),若多次反复出现胎心晚期减速,提示胎盘功能减退,胎儿明显缺氧。

(3)B 型超声检查:观察胎动、胎儿肌张力、胎儿呼吸运动及羊水量。另外,脐血流仪检查胎儿脐动脉血流 S/D 比值,有助于判断胎儿安危状况。

(4)羊膜镜检查:观察羊水颜色,若已破膜,可直接观察到流出的羊水有无粪染。

【处理】

妊娠 40 周以后胎盘功能逐渐下降,42 周以后明显下降,因此,在妊娠 41 周以后,即应考虑终止妊娠,尽量避免过期妊娠。应根据胎儿安危状况、胎儿大小、宫颈成熟度综合分析,选择恰当的分娩方式。

1.促宫颈成熟

在宫颈不成熟情况下直接引产,阴道分娩失败率较高,反而增加剖宫产率。评价宫颈成熟度的主要方法是 Bishop 评分。一般认为,Bishop 评分≥7 分者,可直接引产;Bishop 评分<7 分,引产前先促宫颈成熟。目前,常用的促宫颈成熟的方法主要有 PGE、阴道制剂和宫颈扩张球囊。

2.引产术

宫颈已成熟即可行引产术,常用静脉滴注缩宫素,诱发宫缩直至临产。胎头已衔接者,通常先人工破膜,此后可滴注缩宫素引产。人工破膜既可诱发内源性前列腺素的释放,增加引产效果,又可观察羊水性状,排除胎儿窘迫。

3.产程处理

在进入产程后,应鼓励产妇左侧卧位、吸氧。产程中最好连续监测胎心,注意羊水性状,必要时取胎儿头皮血测 pH,及早发现胎儿窘迫,并及时处理。在过期妊娠时,常伴有胎儿窘迫、羊水粪染,分娩时应做相应准备。胎儿娩出后,必要时立即在直接喉镜指引下行气管插管吸出气管内容物,以减少胎粪吸入综合征的发生。

4.剖宫产术

在过期妊娠时,胎盘功能减退,胎儿储备能力下降,需适当放宽剖宫产指征。

第七章 胎儿异常与多胎妊娠

第一节 胎儿先天畸形

胎儿先天畸形是出生缺陷的一种,是指胎儿在宫内发生的结构异常。其发生原因主要包括遗传、环境、食品、药物、病毒感染等。发生胎儿畸形的孕妇多无不适,诊断的关键在于妊娠期间进行必要的产前B型超声检查。妊娠18～24周进行B型超声大结构筛查,能检查出一些常见的胎儿畸形。我国出生缺陷总发生率13.07‰,男性13.1‰,女性12.5‰,其缺陷发生顺序为无脑儿、脑积水、开放性脊柱裂、脑脊膜膨出、腭裂、先天性心脏病、21-三体综合征、腹裂、脑膨出。在围产儿死亡中胎儿先天畸形居第一位,因此及时检测出严重胎儿畸形并进行引产是提高出生人口质量的重要手段之一。在临床上最常见的严重胎儿畸形有无脑儿、开放性脊柱裂、脑积水。

一、无脑儿

无脑儿是先天畸形胎儿中最常见的一种,系前神经孔闭合失败所致,是神经管缺陷中最严重的一种类型。女胎比男胎多4倍,由于缺少颅盖骨,眼球突出呈"蛙样"面容,颈项短,无大脑,仅见颅底或颅底部分脑组织,不可能存活。若伴羊水过多常早产,不伴羊水过多常过期产。无脑儿有两种类型:一种是脑组织变性坏死突出颅外;另一种是脑组织未发育。

【诊断】

由于B型超声诊断准确率提高,基本能早期诊断。妊娠14周后,B型超声探查见不到圆形颅骨光环,头端有不规则"瘤结"。在腹部扣诊时,在胎头较小。在肛门检查和阴道检查时可扪及凹凸不平的颅底部。无脑儿应与面先露、小头畸形、脑脊膜膨出相区别。

无脑儿垂体及肾上腺发育不良,孕妇尿E_3常呈低值。无脑儿脑膜直接暴露在羊水中,使羊水甲胎蛋白(AFP)呈高值。

【处理】

无脑儿一经确诊应引产。因头小不能扩张软产道而致胎肩娩出困难,有时需耐心等待。伴有脑脊膜膨出造成分娩困难者,可行毁胎术或穿刺脑膨出部位放出其内容物后再娩出。

二、脊柱裂

脊柱裂属脊椎管部分未完全闭合的状态,也是神经管缺陷中最常见的一种,发生率有明显的地域和种族差别。

脊柱在妊娠8～9周开始骨化,如两半椎体不融合则形成脊柱裂,多发生在胸腰段。脊柱裂有3种:①脊椎管缺损,多位于腰骶部,外面有皮肤覆盖,称为隐性脊柱裂,脊髓和脊神经多正常,无神经系统症状。②两个脊椎骨缺损,脊膜可从椎间孔突出,表面可见皮肤包着的囊,囊大时可含脊膜、脊髓及神经,称为脊髓脊膜膨出,多有神经系统症状。③形成脊髓部分的神经管缺失,停留在神经褶和神经沟阶段,称为脊髓裂,同时合并脊柱裂。

【诊断】

隐形脊柱裂在产前 B 型超声检查中常难发现。较大的脊柱裂产前 B 型超声较易发现,妊娠 18～20 周是发现的最佳时机,B 型超声探及某段脊柱两行强回声的间距变宽,或形成角度呈 V 或 W 形,脊柱短小、不完整、不规则弯曲,或伴有不规则的囊性膨出物。

开放性脊柱裂胎儿的母血及羊水甲胎蛋白都高于正常。

【处理】

脊柱裂患儿的死亡率及病残率均较高,在有生机儿之前诊断为脊柱裂者,应建议引产。

三、脑积水和水脑

脑积水是脑脊液过多(500～3000ml)地蓄积于脑室系统内,致脑室系统扩张和压力升高,常压迫正常脑组织。脑积水常伴有脊柱裂、足内翻等畸形。水脑是指双侧大脑半球缺失,颅内充满了脑脊液。严重的脑积水及水脑可致梗阻性难产、子宫破裂、生殖道瘘等,对母亲有严重危害。

【诊断】

在耻骨联合上方触到宽大、骨质薄软、有弹性的胎头,且大于胎体并高浮,跨耻征阳性。阴道检查盆腔空虚,胎先露部过高,颅缝宽,颅骨软而薄,囟门大且紧张,胎头有如乒乓球感觉。

严重的脑积水及水脑产前 B 型超声易发现:妊娠 20 周后,颅内大部分被液性暗区占据,中线漂动,脑组织受压变薄,胎头周径明显大于腹周径,应考虑为脑积水。水脑的典型 B 型超声表现是头颅呈一巨大的无回声区,内无大脑组织及脑中线回声。

【处理】

有生机儿前诊断严重脑积水及水脑,应建议引产,处理过程应以产妇免受伤害为原则。头先露,宫口扩张 3cm 时行颅内穿刺放液,或临产前 B 型超声监视下经腹行脑室穿刺放液,缩小胎头娩出胎儿。

四、单心房单心室

单心房单心室是一种严重的先天性心脏发育异常,预后不良。在 B 型超声声像图仅见一个心房、一个房室瓣及一个心室。在有生机儿前诊断单心房单心室畸形,应建议终止妊娠。

五、腹裂

腹裂也称内脏外翻,是一侧前腹壁全层缺损所致。在产前 B 型超声检查中,可见胎儿腹腔空虚,胃、肠等内脏器官漂浮在羊水中,表面无膜覆盖。随着小儿外科手术技术的提高,腹裂的总体预后较好,但腹裂伴肝脏突出,死亡率有所上升。对于继续妊娠者,孕期应严密随访羊水量、胎儿有无肠梗阻表现及胎儿生长发育情况。

六、致死性侏儒

致死性侏儒是一种致死性的骨骼畸形,表现为长骨极短且弯曲、窄胸、头颅相对较大,多伴有羊水过多。B 型超声检查可见胎儿长骨呈"电话听筒"样表现,尤以股骨和肱骨更为明显。本病的死因与胸腔极度狭窄致肺发育不良、心肺衰竭有关。一旦发现为致死性侏儒,应尽早终止妊娠。

七、联体儿

联体儿极少见,系单卵双胎在孕早期发育过程中未能分离,或分离不完全所致,多数性别相同。分为:①相等联体儿,头部、胸部、腹部等联体。②不等联体儿,常为寄生胎。腹部检查不易与双胎妊娠相区别。B型超声诊断不困难。联体双胎所涉及的脏器越多越重要,预后就越差。有生机儿前一旦发现为联体儿,可考虑终止妊娠。足月妊娠应行剖宫产术。

八、21-三体综合征

21-三体综合征也称为唐氏综合征、先天愚型,是染色体异常中最常见的一种,为第21号染色体多一条所致。该疾病随着母亲的年龄上升发病率增加。唐氏综合征通常还会合并有胎儿心脏畸形、唇腭裂等畸形。唐氏综合征筛查是产前筛查的重点,目前有妊娠早期胎儿颈项透明层(NT)测定联合血清学筛查,妊娠中期血清学筛查及外周血无创性产前筛查方法。其诊断主要依靠细胞遗传学方法。有生机儿前诊断为21-三体综合征,建议终止妊娠。

第二节　胎儿生长受限

小于孕龄儿(SGA)是指出生体重低于同胎龄应有体重第10百分位数以下或低于其平均体重2个标准差的新生儿。新生儿死亡率为1%,较同孕龄出生的正常体重儿病死率高0.2%。

其并非所有的出生体重小于同孕龄体重第10百分位数者均为病理性的生长受限。有25%~60%的SGA是因为种族或产次或父母身高体重等因素而造成的"健康小样儿"。这部分胎儿除了体重及体格发育较小外,各器官无功能障碍,无宫内缺氧表现。

SGA可分为三种情况。

(1)正常的SGA:指胎儿结构及多普勒血流评估均未发现异常。

(2)异常的SGA:存在结构异常或者遗传性疾病的胎儿。

(3)胎儿生长受限:指无法达到其应有生长潜力的SGA。严重的FGR被定义为胎儿的体重小于第3百分位,同时伴有多普勒血流的异常。

低出生体重儿被定义为足月胎儿分娩时的体重小于2500g。

【病因】

影响胎儿生长的因素包括母亲营养供应、胎盘转运和胎儿遗传潜能。其病因复杂,约40%患者病因尚不明确。主要危险因素如下。

1.孕妇因素

孕妇因素占50%~60%。

(1)营养因素:孕妇偏食、妊娠剧吐以及摄入蛋白质、维生素及微量元素不足,胎儿出生体重与母体血糖水平呈正相关。

(2)妊娠并发症与合并症:妊娠并发症如妊娠期高血压疾病、多胎妊娠、胎盘早剥、过期妊娠、妊娠期肝内胆汁淤积症等,妊娠合并症如心脏病、肾炎、贫血、抗磷脂抗体综合征等,均可使胎盘血流量减少,灌注下降。

（3）其他：孕妇年龄、地区、体重、身高、经济状况、子宫发育畸形、吸烟、吸毒、酗酒、宫内感染、母体接触放射线或有毒物质等。

2.胎儿因素

研究证实，生长激素、胰岛素样生长因子、瘦素等调节胎儿生长的物质在脐血中降低，可能会影响胎儿内分泌和代谢。在胎儿基因或染色体异常、先天发育异常时，也常伴有胎儿生长受限。

3.胎盘因素

胎盘各种病变导致子宫胎盘血流量减少，胎儿血供不足。

4.脐带因素

脐带过长、脐带过细（尤其近脐带根部过细）、脐带扭转、脐带打结等。

【分类及临床表现】

胎儿发育分三阶段。第一阶段（妊娠 17 周之前）：主要是细胞增殖，所有器官的细胞数目均增加。第二阶段（妊娠 17～32 周）：细胞继续增殖并增大。第三阶段（妊娠 32 周之后）：细胞增生肥大为其主要特征，胎儿突出表现为糖原和脂肪沉积。胎儿生长受限根据其发生时间、胎儿体重以及病因分为 3 类。

1.内因性均称型 FGR

内因性均称型 FGR 属于原发性胎儿生长受限，一般发生在胎儿发育的第一阶段。因胎儿在体重、头围和身长三方面均受限，头围与腹围均小，故称均称型。其病因包括基因或染色体异常、病毒感染、接触放射性物质及其他有毒物质。

特点：体重、身长、头径相称，但均小于该孕龄正常值。外表无营养不良表现，器官分化或成熟度与孕龄相符，但各器官的细胞数量均减少，脑重量轻，神经元功能不全和髓鞘形成迟缓；胎盘小，但组织无异常。胎儿无缺氧表现。胎儿出生缺陷发生率高，围产儿死亡率高，预后不良。产后新生儿经常会出现脑神经发育障碍，伴小儿智力障碍。

2.外因性不匀称型 FGR

外因性不匀称型 FGR 属继发性胎儿生长受限，胚胎早期发育正常，至妊娠晚期才受到有害因素影响，如合并妊娠期高血压疾病等所致的慢性胎盘功能不全。

特点：新生儿外表呈营养不良或过熟儿状态，发育不匀称，身长、头径与孕龄相符而体重偏低。胎儿常有宫内慢性缺氧及代谢障碍，各器官细胞数量正常，但细胞体积缩小，以肝脏为显著。胎盘体积正常，但功能下降，伴有缺血缺氧的病理改变，常有梗死、钙化、胎膜黄染等，加重胎儿宫内缺氧，使胎儿在分娩期对缺氧的耐受力下降，易导致新生儿脑神经受损。出生后躯体发育正常，易发生低血糖。

3.外因性均称型 FGR

外因性均称型 FGR 为上述两型的混合型。其病因有母儿双方因素，多因缺乏重要生长因子，如叶酸、氨基酸、微量元素或有害药物影响所致，在整个妊娠期间均产生影响。

特点：新生儿身长、体重、头径均小于该孕龄正常值，外表有营养不良表现。各器官细胞数目减少，导致器官体积均缩小，肝脾严重受累，脑细胞数也明显减少。胎盘小，外观正常。胎儿少有宫内缺氧，但存在代谢不良。新生儿的生长与智力发育常常受到影响。

上述的分类方法有助于病因学的诊断,但对于胎儿预后结局的改善和临床治疗的评估并无明显帮助,许多 FGR 胎儿并不适合这种分类而且难以划分。不匀称型 FGR 可表现为胎儿的腹围相对于其他生长测量指标更为落后,通常考虑为胎盘疾病、母体疾病所致。均称型 FGR 的胎儿生长测量的各条径线均落后于正常值,通常需要考虑的病因有孕龄评估是否正确、非整倍体、遗传方面的疾病、药物毒物接触史,这种均称型 FGR 的胎儿有时很难和健康的 SGA 区别。

【诊断】

妊娠期准确诊断 FGR 并不容易,往往需在分娩后才能确诊。密切关注胎儿发育情况是提高 FGR 诊断率及准确率的关键。无高危因素的孕妇应在妊娠早期明确孕周,准确地判断胎龄,并通过孕妇体重和宫高的变化,初步筛查出 FGR,进一步经 B 型超声检查确诊。有高危因素的孕妇需从妊娠早期开始定期行 B 型超声检查,根据各项衡量胎儿生长发育指标及其动态情况,结合子宫胎盘的灌注情况及孕妇的产前检查结果,尽早诊断 FGR。

1.临床指标

测量子宫长度、腹围、体重,推测胎儿大小,简单易行,可用于低危人群的筛查。

(1)子宫长度、腹围值连续 3 周测量均在第 10 百分位数以下者,为筛选 FGR 指标,预测准确率达 85% 以上。

(2)计算胎儿发育指数,胎儿发育指数=子宫长度(cm)-3×(月份+1),指数在-3 和+3 之间为正常,小于-3 提示可能为 FGR。

(3)妊娠晚期孕妇每周增加体重 0.5kg。若体重增长停滞或增长缓慢时,可能为 FGR。

2.辅助检查

(1)B 型超声胎儿生长测量:①胎儿测头围与腹围比值(HC/AC),胎儿头围在妊娠 28 周后生长减慢,而胎儿体重仍按原速度增长,故只测头围不能准确反映胎儿生长发育的动态变化,应同时测量胎儿腹围和头围(HC/AC),比值小于正常同孕周平均值的第 10 百分位数,即应考虑可能为 FGR,有助于估算不匀称型 FGR。②测量胎儿双顶径(BPD),正常孕妇妊娠早期每周平均增长 3.6~4.0mm,妊娠中期 2.4~2.8mm,妊娠晚期 2.0mm。若能每周连续测量胎儿双顶径,观察其动态变化,发现每周增长<2.0mm,或每 3 周增长<4.0mm,或每 4 周增长<6.0mm,于妊娠晚期双顶径每周增长<1.7mm,均应考虑有 FGR 的可能。③羊水量与胎盘成熟度,多数 FGR 出现羊水过少、胎盘老化的 B 型超声图像。

(2)彩色多普勒超声检查:脐动脉舒张期血流缺失或倒置,对诊断 FGR 意义大。妊娠晚期脐动脉 S/D 比值通常≤3 为正常值,脐血 S/D 比值升高时,也应考虑有 FGR 的可能。随着彩色多普勒超声的广泛应用,有学者提出测量子宫动脉的血流可以预测 FGR,尤其以子宫动脉的 PI 值及切迹的意义更大。

(3)抗心磷脂抗体(ACA)的测定:近年来,有关自身抗体与不良妊娠的关系已越来越多被人们所关注,研究表明抗心磷脂抗体(ACA)与 FGR 的发生有关。

【处理】

1.寻找病因

对临床怀疑 FGR 孕妇应尽可能找出可能的致病原因,如及早发现妊娠期高血压疾病,行

TORCH 感染检查、抗磷脂抗体测定。B 型超声检查排除胎儿先天畸形,必要时采用介入性产前诊断技术进行胎儿染色体核型分析。

2.妊娠期治疗

治疗越早效果越好,妊娠 32 周前开始疗效佳,妊娠 36 周后疗效差。一般认为,FGR 的治疗原则是:积极寻找病因、补充营养、改善胎盘循环、加强胎儿监测、适时终止妊娠。常见的改善胎盘循环及补充营养的方法有卧床休息、静脉营养等,但治疗效果欠佳。

(1)一般治疗:卧床休息,均衡膳食,吸氧,这种方法在均称型 FGR 妊娠孕妇中未得到证实。尽管如此,一般建议孕妇左侧卧位,增加母体心输出量的同时,可能会使胎盘血流达到最大量。

(2)母体静脉营养:在理论上氨基酸是胎儿蛋白质合成的主要来源,为胎儿生长发育的物质基础,以主动运输方式通过胎盘到达胎儿;能量合剂有助于氨基酸的主动转运;葡萄糖是胎儿热量的来源,有利于胎儿生长。故临床上常通过静脉营养给予母体补充氨基酸、能量合剂及葡萄糖,但实际治疗效果并不理想。可能的原因是,在胎儿生长受限时,胎盘功能减退,胎盘绒毛内血管床减少,间质纤维增加,出现绒毛间血栓、胎盘梗死等一系列胎盘老化现象,子宫-胎盘供血不足,导致物质转换能力下降。

(3)药物治疗:β 肾上腺素激动剂能舒张血管、松弛子宫,改善子宫胎盘血流,促进胎儿生长发育,硫酸镁能恢复胎盘正常的血流灌注。丹参能促进细胞代谢、改善微循环、降低毛细血管通透性,有利于维持胎盘功能。低分子肝素、阿司匹林用于抗磷脂抗体综合征对 FGR 有效。

3.胎儿健康状况

胎儿健康状况监测无应激试验(NST)、胎儿生物物理评分(BPP)、胎儿血流监测如脐动脉彩色多普勒、大脑中动脉血流、静脉导管血流等。胎儿监护应遵循循序渐进的流程。不可靠的胎心监护和<6 分的生物物理评分在 FGR 的胎儿中往往迟发。脐血流舒张期倒置和静脉导管反向 A 波提示有较高的围产儿发病率与死亡率。胎儿的多普勒血流改变往往早于胎心电子监护或生物物理评分。所以,根据临床表现,胎儿监护应从确诊为 FGR 开始或在妊娠 28～30 周以后。在多普勒血流正常的胎儿中,只要监护结果可靠,监护的频率通常为每周 1 次。如果多普勒血流发现异常,需要更加严密监护,应每周 2 次 NST 或 BPP,监护频率取决于病情发展,直至胎儿分娩。

4.产科处理

(1)继续妊娠指征:胎儿状况良好,胎盘功能正常,妊娠未足月、孕妇无合并症及并发症者,可以在密切监护下妊娠至足月,但不应超过预产期。

(2)终止妊娠指征:①治疗后 FGR 无改善,胎儿停止生长 3 周以上;②胎盘老化,伴有羊水过少等胎盘功能低下表现;③NST、胎儿生物物理评分及胎儿血流测定等提示胎儿缺氧;④妊娠合并症、并发症病情加重,继续妊娠将危害母婴健康或生命者,均应尽快终止妊娠,一般在妊娠 34 周左右考虑终止妊娠,若孕周未达 34 周者,应促胎肺成熟后再终止妊娠。

(3)分娩方式选择:FGR 胎儿对缺氧耐受力差,胎儿胎盘贮备不足,难以耐受分娩过程中子宫收缩时的缺氧状态,应适当放宽剖宫产指征。

1)阴道产:胎儿情况良好,胎盘功能正常,胎儿成熟,Bishop 宫颈成熟度评分≥7 分,羊水量及胎位正常,无其他禁忌者,可经阴道分娩;若胎儿难以存活,无剖宫产指征时予以引产。

2)剖宫产:胎儿病情危重,产道条件欠佳,阴道分娩对胎儿不利,应行剖宫产结束分娩。

第三节　巨大胎儿

巨大胎儿指胎儿体重达到或超过 4000g。目前欧美国家定义为胎儿体重达到或超过 4500g。近年因营养过剩致巨大胎儿的孕妇有逐渐增多趋势。巨大胎儿的发生率增加较快,国内发生率约 7%,国外发生率为 15.1%,男胎多于女胎。

【高危因素】

巨大胎儿的高危因素包括:①孕妇肥胖;②妊娠合并糖尿病,尤其是 2 型糖尿病;③过期妊娠;④经产妇;⑤父母身材高大;⑥高龄产妇;⑦有巨大胎儿分娩史;⑧种族、民族因素。

【对母儿影响】

1.对母体影响

头盆不称发生率上升,增加剖宫产率;经阴道分娩主要危险是肩难产,其发生率与胎儿体重成正比。肩难产处理不当可发生严重的阴道损伤和会阴裂伤甚至子宫破裂;子宫过度扩张,易发生子宫收缩乏力、产程延长,易导致产后出血。胎先露长时间压迫产道,容易发生尿瘘或粪瘘。

2.对胎儿影响

胎儿大,常需手术助产,可引起颅内出血、锁骨骨折、臂丛神经损伤等产伤,严重时甚至死亡。

【诊断】

目前尚无方法准确预测胎儿大小,通过病史、临床表现及辅助检查可以初步判断,但巨大胎儿需待出生后方能确诊。

1.病史及临床表现

孕妇多存在上述高危因素,妊娠期体重增加迅速,常在妊娠晚期出现呼吸困难,腹部沉重及两肋部胀痛等症状。

2.腹部检查

腹部明显膨隆,宫高>35cm。触诊胎体大,先露部高浮,若为头先露,多数胎头跨耻征为阳性。听诊时胎心清晰,但位置较高。

3.B 型超声检查

测量胎儿双顶径、股骨长、腹围及头围等各项生物指标,可监测胎儿的生长发育情况。利用 B 型超声预测胎儿体重,对较小的胎儿和早产儿有一定的准确性,但对于巨大胎儿的预测还有一定的难度,目前尚无证据支持哪种预测方法更有效。巨大胎儿的胎头双顶径往往会大于 10cm,此时需进一步测量胎儿肩径及胸径,若肩径及胸径大于头径者,需警惕难产发生。

【处理】

1.妊娠期

对于有巨大胎儿分娩史或妊娠期疑为巨大胎儿者,应监测血糖,排除糖尿病。若确诊为糖尿病应积极治疗,控制血糖。于足月后根据胎盘功能及糖尿病控制情况等综合评估,决定终止妊娠时机。

2.分娩期

分娩期处理包括:①估计胎儿体重≥4000g且合并糖尿病者,建议剖宫产终止妊娠;②估计胎儿体重≥4000g而无糖尿病者,可阴道试产,但需放宽剖宫产指征。产时应充分评估,必要时产钳助产,同时做好处理肩难产的准备工作。分娩后应行宫颈及阴道检查,了解有无软产道损伤,并预防产后出血。

3.预防性引产

对妊娠期发现巨大胎儿可疑者,不建议预防性引产。因为预防性引产并不能改善围产儿结局,不能降低肩难产率,反而可能增加剖宫产率。

4.新生儿处理

预防新生儿低血糖,在出生后 30 分钟监测血糖。出生后 1~2 小时开始喂糖水,及早开奶。轻度低血糖者口服葡萄糖,严重低血糖者静脉输注。新生儿易发生低钙血症,应补充钙剂,多用 10%葡萄糖酸钙 1ml/kg 加入葡萄糖液中静脉滴注。

[附]肩难产

胎头娩出后,胎儿前肩被嵌顿在耻骨联合上方,用常规助产方法不能娩出胎儿双肩,称为肩难产。以胎头胎体娩出时间间隔定义肩难产证据不足。其发生率因胎儿体重而异,胎儿体重 2500~4000g 时发生率为 0.3%~1%,4000~4500g 时发生率为 3%~12%,≥4500g 为 8.4%~14.6%。超过 50%的肩难产发生于正常体重的新生儿,且事先无法预测。

【高危因素】

产前高危因素有:①巨大胎儿;②既往肩难产病史;③妊娠期糖尿病;④过期妊娠;⑤孕妇骨盆解剖结构异常。产时需要警惕的因素有:①第一产程活跃期延长;②第二产程延长伴“乌龟征”(胎头娩出后未发生外旋转而又回缩至阴道);③使用胎头吸引器或产钳助产。

【对母儿影响】

1.对母体影响

对母体影响包括:①产后出血和会阴裂伤最常见,会阴裂伤主要指切开延裂或会阴Ⅲ度及Ⅳ度裂伤。②其他并发症包括阴道裂伤、宫颈裂伤、膀胱麻痹、子宫破裂、生殖道瘘和产褥感染等严重并发症。

2.对胎儿及新生儿的影响

对胎儿及新生儿的影响包括:①臂丛神经损伤最常见,其中 2/3 为 Duchenne-Erb 麻痹,由第Ⅴ、Ⅵ颈神经根受损引起。多数为一过性损伤。肩难产时产妇的内在力量对胎儿不匀称的推力可能是造成臂丛神经损伤的主要原因,而非由助产造成。②其他并发症还包括锁骨骨折、肱骨骨折、胎儿窘迫、新生儿窒息,严重时可导致颅内出血、神经系统异常,甚至死亡。

【诊断】

当较大胎头娩出后,胎颈回缩,使胎儿颏部紧压会阴,胎肩娩出受阻,除外胎儿畸形,即可诊断为肩难产。

【处理】

缩短胎头胎肩娩出的间隔,是新生儿能否存活的关键。应做好新生儿复苏抢救准备。

1.请求援助和会阴切开

一旦诊断肩难产,立即召集有经验的产科医生、麻醉师、助产士和儿科医师到场援助。进行会阴切开或加大切口,以增加阴道内操作空间。

2.屈大腿法

让产妇双腿极度屈曲贴近腹部,双手抱膝,减小骨盆倾斜度,使腰骶部前凹变直,骶骨位置相对后移,骶尾关节稍增宽,使嵌顿在耻骨联合上方的前肩自然松解,同时适当用力向下牵引胎头而娩出前肩。

3.耻骨上加压法

助手在产妇耻骨联合下方触到胎儿前肩部位并向后下加压,使双肩径缩小,同时助产者牵拉胎头,两者相互配合持续加压与牵引,需注意不能用暴力。

经过以上操作方法,超过50%的肩难产得以成功解决。

4.旋肩法(Woods法)

助产者以示、中指伸入阴道紧贴胎儿后肩的背面,将后肩向侧上旋转,助手协助将胎头同方向旋转,当后肩逐渐旋转至前肩位置时娩出。操作时胎背在母体右侧用左手,胎背在母体左侧用右手。

5.牵后臂娩后肩法

助产者的手沿骶骨伸入阴道,握住胎儿后上肢,使其肘关节屈曲于胸前,以洗脸的方式娩出后臂,从而协助后肩娩出。切忌抓胎儿的上臂,以免肱骨骨折。

6.四肢着地法

产妇翻转至双手和双膝着地,重力作用或这种方法产生的骨盆径线的改变可能会解除胎肩嵌塞状态。在使用以上操作方法时,也可考虑使用此体位。

当以上方法均无效时,最后的方法包括胎头复位法、耻骨联合切开、断锁骨法。

第四节　胎儿窘迫

胎儿窘迫是指胎儿在子宫内因急性或慢性缺氧危及其健康和生命的综合症状。急性胎儿窘迫多发生在分娩期;慢性胎儿窘迫常发生在妊娠晚期,但在临产后常表现为急性胎儿窘迫。

【病因】

母体血液含氧量不足、母胎间血氧运输及交换障碍、胎儿自身因素异常,均可导致胎儿窘迫。

1.胎儿急性缺氧

胎儿急性缺氧系因母胎间血氧运输及交换障碍或脐带血循环障碍所致。常见因素有:①前置胎盘、胎盘早剥;②脐带异常,如脐带绕颈、脐带真结、脐带扭转、脐带脱垂、脐带血肿、脐带过长或过短、脐带附着于胎膜等;③母体严重血循环障碍致胎盘灌注急剧减少,如各种原因导致休克等;④缩宫素使用不当,造成过强及不协调宫缩,宫内压长时间超过母血进入绒毛间隙的平均动脉压;⑤孕妇应用麻醉药及镇静剂过量,抑制呼吸。

2.胎儿慢性缺氧

胎儿慢性缺氧常见因素有:①母体血液含氧量不足,如合并先天性心脏病或伴心功能不全、肺部感染、慢性肺功能不全、哮喘反复发作及重度贫血等;②子宫胎盘血管硬化、狭窄、梗死,使绒毛间隙血液灌注不足,如妊娠期高血压疾病、慢性肾炎、糖尿病、过期妊娠等;③胎儿严重的心血管疾病、呼吸系统疾病,胎儿畸形,母儿血型不合,胎儿宫内感染、颅内出血及颅脑损伤,致胎儿运输及利用氧能力下降等。

【病理生理变化】

子宫胎盘单位提供胎儿氧气及营养,同时排出二氧化碳和胎儿代谢产物。胎儿对宫内缺氧有一定的代偿能力,当产时子宫胎盘单位功能失代偿时,会导致胎儿缺血缺氧(血氧水平降低)。胎儿缺血缺氧会引起全身血流重新分配,分流血液到胎心、脑及肾上腺等重要器官。在胎心监护时出现短暂的、重复出现的晚期减速。如果缺氧持续,则无氧糖酵解增加,发展为代谢性酸中毒。乳酸堆积并出现胎儿重要器官尤其是脑和心肌的进行性损害,如不及时给予干预,则可能造成严重及永久性损害,如缺血缺氧性脑病甚至胎死宫内。重度缺氧可致胎儿呼吸运动加深,羊水吸入,出生后可出现新生儿吸入性肺炎。

妊娠期慢性缺氧使子宫胎盘灌注下降,导致胎儿生长受限,肾血流减少引起羊水过少。脐带因素的胎儿缺氧常表现为胎心突然下降或出现反复重度变异减速,可出现呼吸性酸中毒,如不解除诱因,则可发展为混合性酸中毒,造成胎儿损害。

【临床表现及诊断】

1.急性胎儿窘迫

急性胎儿窘迫主要发生在分娩期,多因脐带异常、胎盘早剥、宫缩过强、产程延长及休克等引起。

(1)产时胎心率异常:产时胎心率变化是急性胎儿窘迫的重要征象。正常胎心基线为110～160次/分。缺氧早期,胎儿电子监护可出现胎心基线代偿性加快、晚期减速或重度变异减速;随产程进展,尤其在较强宫缩刺激下胎心基线可下降到<110次/分。当胎心基线率<100次/分,基线变异≤5次/分,伴频繁晚期减速或重度变异减速时提示胎儿缺氧严重,胎儿常结局不良,可随时胎死宫内。

(2)羊水胎粪污染:胎儿可在宫内排出胎粪,影响胎粪排出最主要的因素是孕周,孕周越大羊水胎粪污染的概率越高,某些高危因素也会增加胎粪排出的概率,如妊娠期肝内胆汁淤积症。10%～20%的分娩中会出现羊水胎粪污染,羊水中胎粪污染不是胎儿窘迫的征象。出现羊水胎粪污染时,如果胎心监护正常,不需要进行特殊处理;如果胎心监护异常,存在宫内缺氧情况,会引起胎粪吸入综合征(MAS),造成不良胎儿结局。

(3)胎动异常:缺氧初期为胎动频繁,继而减弱及次数减少,进而消失。

(4)酸中毒:采集胎儿头皮血进行血气分析,若 pH <7.20(正常值 7.25～7.35),PO_2 <10mmHg(正常值 15～30mmHg),PCO_2 >60mmHg(正常值 35～55mmHg),可诊断为胎儿酸中毒。但该方法新生儿缺血缺氧性脑病的阳性预测值仅为3%,应用较少。

2.慢性胎儿窘迫

慢性胎儿窘迫主要发生在妊娠晚期,常延续至临产并加重,多因妊娠期高血压疾病、慢性肾炎、糖尿病等所致。

(1)胎动减少或消失:胎动减少为胎儿缺氧的重要表现,应予警惕,临床常见胎动消失24小时后胎心消失。

(2)产前胎儿电子监护异常:胎心率异常提示有胎儿缺氧可能。

(3)胎儿生物物理评分低:≤4分提示胎儿窘迫,6分为胎儿可疑缺氧,详见"胎儿健康状况评估"。

(4)脐动脉多普勒超声血流异常:宫内发育迟缓的胎儿出现进行性舒张期血流降低、脐血流指数升高提示有胎盘灌注不足。严重病例可出现舒张末期血流缺失或倒置,提示随时有胎死宫内的危险。

【处理】

1.急性胎儿窘迫

急性胎儿窘迫应采取果断措施,改善胎儿缺氧状态。

(1)一般处理:左侧卧位,吸氧,停用催产素,阴道检查除外脐带脱垂并评估产程进展。纠正脱水、酸中毒、低血压及电解质紊乱。对于可疑胎儿窘迫者行连续胎心监护或胎儿头皮血pH测定。

(2)病因治疗:若为不协调性子宫收缩过强,或因缩宫素使用不当引起宫缩过频过强,应给予单次静脉或皮下注射特布他林,也可给予硫酸镁或其他β受体兴奋剂抑制宫缩。若为羊水过少,有脐带受压征象,可经腹羊膜腔输液。

(3)尽快终止妊娠:如无法即刻阴道自娩,且有进行性胎儿缺氧和酸中毒的证据,一般干预后无法纠正者,均应尽快手术终止妊娠。

1)宫口未开全或预计短期内无法阴道分娩:应立即行剖宫产,指征有:①胎心基线变异消失伴胎心基线<110次/分,或伴频繁晚期减速,或伴频繁重度变异减速;②正弦波;③胎儿头皮血pH<7.20。

2)宫口开全:胎头双顶径已达坐骨棘平面以下,应尽快经阴道助娩。

无论阴道分娩或剖宫产均需做好新生儿窒息抢救准备,稠厚胎粪污染者需在胎头娩出后立即清理上呼吸道,如胎儿活力差则要立即气管插管洗净气道后再行正压通气。

2.慢性胎儿窘迫

慢性胎儿窘迫应针对病因,根据孕周、胎儿成熟度及胎儿缺氧程度决定处理。

(1)一般处理:主诉胎动减少者,应进行全面检查以评估母儿状况,包括NST和(或)胎儿生物物理评分。左侧卧位,定时吸氧,每日2～3次,每次30分钟。积极治疗妊娠合并症及并发症。加强胎儿监护,注意胎动变化。

(2)期待疗法:孕周小,估计胎儿娩出后存活可能性小,尽量保守治疗延长胎龄,同时促胎肺成熟,争取胎儿成熟后终止妊娠。

(3)终止妊娠:妊娠近足月或胎儿已成熟,胎动减少,胎盘功能进行性减退,胎心监护出现胎心基线率异常伴基线波动异常、OCT出现频繁晚期减速或重度变异减速、胎儿生物物理评分<4分者,均应行剖宫产术终止妊娠。

第五节　死　胎

妊娠 20 周后胎儿在子宫内死亡,称为死胎。胎儿在分娩过程中死亡,称为死产,也是死胎的一种。在美国,2004 年死胎的发生率为 6.2‰。

【病因】

1.胎盘及脐带因素

胎盘及脐带因素如前置胎盘、胎盘早剥、血管前置、急性绒毛膜羊膜炎、脐带帆状附着、脐带打结、脐带脱垂、脐带绕颈缠体等,胎盘大量出血或脐带异常,导致胎儿缺氧。

2.胎儿因素

胎儿因素如胎儿严重畸形、胎儿生长受限、双胎输血综合征、胎儿感染、严重遗传性疾病、母儿血型不合等。

3.孕妇因素

孕妇因素包括严重的妊娠合并症、并发症,如妊娠期高血压疾病、抗磷脂抗体综合征、糖尿病、心血管疾病、各种原因引起的休克等。子宫局部因素,如子宫张力过大或收缩力过强、子宫畸形、子宫破裂等致局部缺血而影响胎盘、胎儿。

【临床表现】

死胎在宫腔内停留过久能引起母体凝血功能障碍。胎儿死亡后约 80% 在 2～3 周内自然娩出,若死亡后 3 周胎儿仍未排出,退行性变的胎盘组织释放凝血活酶进入母血循环,激活血管内凝血因子,容易引起弥散性血管内凝血(DIC)。胎死宫内 4 周以上,DIC 发生机会增多,可引起分娩时的严重出血。

【诊断】

孕妇自觉胎动停止,子宫停止增长,检查时听不到胎心,子宫大小与停经周数不符,B 型超声检查可确诊。

【处理】

死胎一经确诊,首先应该详尽完善病史,包括家族史、既往史、本次妊娠情况。尽早引产,建议尸体解剖及胎盘、脐带、胎膜病理检查及染色体检查,尽力寻找死胎原因,做好产后咨询。即使经过全面、系统评估,仍至少有 1/4 的病例无法明确病因。对于不明原因的低危孕妇,37 周之前死胎的复发率为 7.8‰～10.5‰;37 周之后的复发率仅为 1.8‰,而对于有合并症或并发症的高危孕妇,死胎的复发率明显增加。

引产方法有多种,包括米索前列醇,经羊膜腔注入依沙吖啶及高浓度催产素等,应根据孕周及子宫有无瘢痕,结合孕妇意愿,知情同意下选择。原则是尽量经阴道分娩,剖宫产仅限于特殊情况下使用。对于妊娠 28 周前无子宫手术史者,阴道放置米索前列醇是一种比较安全、有效的引产方式。应用方法 200～400μg 经阴道放置,每 4～12 小时 1 次。对于妊娠 28 周前有子宫手术史者,应制订个体化引产方案。妊娠 28 周后的引产应根据产科指南制订。

胎儿死亡 4 周尚未排出者,应行凝血功能检查。若纤维蛋白原<1.5g/L,血小板<100×

$10^9/L$ 时,可用肝素治疗,剂量为每次 0.5mg/kg,每 6 小时给药 1 次,一般用药 24～48 小时后,可使纤维蛋白原和血小板恢复到有效止血水平,然后再引产,并备新鲜血,注意预防产后出血和感染。

第六节　多胎妊娠

一次妊娠宫腔内同时有两个或两个以上胎儿时称为多胎妊娠,以双胎妊娠多见。近年辅助生殖技术广泛开展,多胎妊娠发生率明显增高。多胎妊娠易引起妊娠期高血压疾病、妊娠期肝内胆汁淤积症、贫血、胎膜早破及早产、胎儿发育异常等并发症。单绒毛膜双胎还可能合并双胎输血综合征、选择性生长受限等特殊并发症,因此双胎妊娠属高危妊娠范畴。本节主要讨论双胎妊娠。

【双胎类型及特点】

1.双卵双胎

两个卵子分别受精形成的双胎妊娠,称为双卵双胎。双卵双胎约占双胎妊娠的 70%,与应用促排卵药物、多胚胎宫腔内移植及遗传因素有关。两个卵子分别受精形成两个受精卵,各自的遗传基因不完全相同,故形成的两个胎儿有区别,如血型、性别不同或相同,但指纹、外貌、精神类型等多种表型不同。胎盘多为两个,也可融合成一个,但血液循环各自独立。胎盘胎儿面有两个羊膜腔,中间隔有两层羊膜、两层绒毛膜。

同期复孕是两个卵子在短时间内不同时间受精而形成的双卵双胎。检测 HLA 型别可识别精子的来源。

2.单卵双胎

由一个受精卵分裂形成的双胎妊娠,称为单卵双胎。单卵双胎约占双胎妊娠 30%。形成原因不明,不受种族、遗传、年龄、胎次、医源的影响。一个受精卵分裂形成两个胎儿,具有相同的遗传基因,故两个胎儿性别、血型及外貌等均相同。由于受精卵在早期发育阶段发生分裂的时间不同,形成下述 4 种类型。

(1)双羊膜囊双绒毛膜单卵双胎:分裂发生在桑椹期(早期胚泡),相当于受精后 3 日内,形成两个独立的受精卵、两个羊膜囊。两个羊膜囊之间隔有两层绒毛膜、两层羊膜,胎盘为两个或一个。此种类型约占单卵双胎的 30%。

(2)双羊膜囊单绒毛膜单卵双胎:分裂发生在受精后第 4～8 日,胚胎发育处于胚泡期,即已分化出滋养细胞,羊膜囊尚未形成。胎盘为一个,两个羊膜囊之间仅隔有两层羊膜,此种类型约占单卵双胎的 68%。

(3)单羊膜囊单绒毛膜单卵双胎:受精卵在受精后第 9～13 日分裂,此时羊膜囊已形成,两个胎儿共存于一个羊膜腔内,共有一个胎盘。此类型占单卵双胎的 1%～2%。

(4)联体双胎:受精卵在受精第 13 日后分裂,此时原始胚盘已形成,机体不能完全分裂成两个,形成不同形式的联体儿,极罕见。如两个胎儿共有一个胸腔或共有一个头部等。寄生胎也是联体双胎的一种形式,发育差的内细胞团被包入正常发育的胚胎体内,常位于胎儿的上腹部腹膜后,胎体的发育不完全。联体双胎发生率为单卵双胎的 1/1500。

【诊断】

1.病史及临床表现

双卵双胎多有家族史,妊娠前曾用促排卵药或体外受精多个胚胎移植。但体外受精-胚胎移植后双胎未必一定为双卵双胎。亦可能移植两个胚胎后,只有一个胚胎存活,而该受精卵又分裂为单绒毛膜性双胎。双胎妊娠通常恶心、呕吐等早孕反应重。妊娠中期后体重增加迅速,腹部增大明显,下肢水肿、静脉曲张等压迫症状出现早且明显,妊娠晚期常有呼吸困难,活动不便。

2.产科检查

子宫大于停经周数,妊娠中晚期腹部可触及多个小肢体或 3 个以上胎极;胎头较小,与子宫大小不成比例;不同部位可听到两个胎心,其间隔有无音区,或同时听诊 1 分钟,两个胎心率相差 10 次以上。双胎妊娠时胎位多为纵产式,以两个头位或一头一臀常见。

3.B 型超声检查

B 型超声检查对诊断及监护双胎有较大帮助。妊娠 35 日后,宫腔内可见两个妊娠囊;妊娠 6 周后,可见两个原始心管搏动。B 型超声检查可筛查胎儿结构畸形,如联体双胎、开放性神经管畸形等。B 型超声还可帮助确定两个胎儿的胎位。

4.绒毛膜性判断

单绒毛膜性双胎特有的双胎并发症较多,因此在妊娠早期进行绒毛膜性判断非常重要。在妊娠 6～10 周,可通过宫腔内孕囊数目进行绒毛膜性判断,如宫腔内有两个孕囊,为双绒毛膜双胎,如仅见一个孕囊,则单绒毛膜性双胎可能性较大。妊娠 11～13 周,可以通过判断胎膜与胎盘插入点呈"双胎峰"或者"T"字征来判断双胎的绒毛膜性。前者为双绒毛膜性双胎,后者为单绒毛膜性双胎。此时,还可以检测双胎的颈项透明层厚度来预测非整倍体发生的概率。妊娠早期之后,绒毛膜性的检测难度增加,此时可以通过胎儿性别、两个羊膜囊间隔厚度、胎盘是否独立做综合判断。

【并发症】

1.孕妇的并发症

(1)妊娠期高血压疾病:比单胎妊娠多 3～4 倍,且发病早、程度重,容易出现心肺并发症及子痫。

(2)妊娠期肝内胆汁淤积症:发生率是单胎的 2 倍,胆酸常高出正常值 10 倍以上,易引起早产、胎儿窘迫、死胎、死产,围产儿死亡率增高。

(3)贫血:贫血是单胎的 2.4 倍,与铁及叶酸缺乏有关。

(4)羊水过多:发生率约 12%,单卵双胎常在妊娠中期发生急性羊水过多,与双胎输血综合征及胎儿畸形有关。

(5)胎膜早破:发生率约达 14%,可能与宫腔内压力增高有关。

(6)宫缩乏力:子宫肌纤维伸展过度,常发生原发性宫缩乏力,致产程延长。

(7)胎盘早剥:胎盘早剥是双胎妊娠产前出血的主要原因,可能与妊娠期高血压疾病发生率增加有关。第一胎儿娩出后,宫腔容积骤然缩小,是胎盘早剥另一常见原因。

(8)产后出血:经阴道分娩的双胎妊娠平均产后出血量≥500ml,与子宫过度膨胀致产后宫缩乏力及胎盘附着面积增大有关。

(9)流产:高于单胎2～3倍,与胚胎畸形、胎盘发育异常、胎盘血液循环障碍、宫腔内容积相对狭窄可能有关。

2.围产儿并发症

(1)早产:约50%双胎妊娠并发早产,其风险为单胎妊娠的7～10倍,多因胎膜早破或宫腔内压力过高及严重母儿并发症所致。

(2)脐带异常:单羊膜囊双胎易发生脐带互相缠绕、扭转,可致胎儿死亡。脐带脱垂也是双胎常见并发症,多发生在双胎胎位异常或胎先露未衔接出现胎膜早破时,以及第一胎儿娩出后,第二胎儿娩出前,是胎儿急性缺氧死亡的主要原因。

(3)胎头交锁及胎头碰撞:前者多发生在第一胎儿为臀先露、第二胎儿为头先露者,分娩时第一胎儿头部尚未娩出,而第二胎儿头部已入盆,两个胎头颈部交锁,造成难产;后者两个胎儿均为头先露,同时入盆,引起胎头碰撞难产。

(4)胎儿畸形:双绒毛膜双胎和单绒毛膜双胎妊娠胎儿畸形的发生率分别为单胎妊娠的2倍和3倍。有些畸形为单卵双胎所特有,如联体双胎、无心畸形等。

3.单绒毛膜双胎特有并发症

单绒毛膜性双胎由于两胎儿共用一个胎盘,胎盘之间存在血管吻合,故可以出现较多且较严重的并发症,围产儿发病率和死亡率均增加。

(1)双胎输血综合征(TTTS):TTTS是双羊膜囊单绒毛膜单卵双胎的严重并发症。通过胎盘间的动、静脉吻合支,血液从动脉向静脉单向分流,使一个胎儿成为供血儿,另一个胎儿成为受血儿,造成供血儿贫血、血容量减少,致使生长受限、肾灌注不足、羊水过少,甚至因营养不良而死亡;受血儿血容量增多、动脉压增高、各器官体积增大、胎儿体重增加,可发生充血性心力衰竭、胎儿水肿、羊水过多。既往对于双胎输血综合征的诊断通常是通过产后检查新生儿,如果两个胎儿体重相差≥20%、血红蛋白相差>50g/L,提示双胎输血综合征。目前国际上对TTTS的诊断主要依据为:①单绒毛膜性双胎;②双胎出现羊水量改变,一胎羊水池最大深度大于8cm,另一胎小于2cm即可诊断。有时供血儿出现羊水严重过少,被挤压到子宫的一侧,成为"贴附儿"。根据Quintero分期,TTTS可分为5期:Ⅰ期,仅羊水量异常;Ⅱ期,超声不能显示供血儿膀胱;Ⅲ期,出现脐动脉、静脉导管、脐静脉多普勒血流的异常;Ⅳ期,任何一胎水肿或腹腔积液;Ⅴ期,任何一胎死亡。双胎输血综合征如果不经治疗,胎儿的死亡率高达90%。

(2)选择性胎儿生长受限(sIUGR):sIUGR亦为单绒毛膜性双胎特有的严重并发症。目前诊断主要是根据FGR胎儿体重估测位于该孕周第10百分位数以下,两胎儿体重相差25%以上。但诊断仍存在争议。其发病原因主要为胎盘分配不均,FGR胎儿通常存在脐带边缘附着或帆状插入。sIUGR可分为3型,Ⅰ型为仅出现体重相差;Ⅱ型为小胎儿出现脐血流舒张期缺失或倒置;Ⅲ型为小胎儿出现间歇性脐血流舒张期改变。

sIUGR和双胎输血综合征在诊断上易出现混淆,但其诊断必须要满足单绒毛膜性双胎这一前提。TTTS诊断的必要条件为双胎羊水量的异常,受血儿羊水过多,而供血儿出现羊水过少。sIUGR胎儿羊水量可正常,或仅出现一胎的羊水异常,其诊断依据为两胎之间出现的体重差异。

（3）一胎无心畸形：亦称动脉反向灌注序列（TRAPS），为少见畸形，发生率为单绒毛膜妊娠的 1%，妊娠胎儿的 1:35000。双胎之一心脏缺如、残留或无功能。最显著的特征是结构正常的泵血胎通过一根胎盘表面动脉，动脉吻合向寄生的无心胎供血。如不治疗，正常胎儿可发生心力衰竭而死亡。

（4）单绒毛膜单羊膜囊双胎：为极高危的双胎妊娠，由于两胎儿共用一个羊膜腔，两胎儿之间无胎膜分隔，因脐带缠绕和打结而发生宫内意外可能性较大。

【处理】

1.妊娠期处理及监护

（1）补充足够营养：进食含高蛋白质、高维生素以及必需脂肪酸的食物，注意补充铁、叶酸及钙剂，预防贫血及妊娠期高血压疾病。

（2）防治早产：双胎产前监护的重点，双胎孕妇应增加每日卧床休息时间，减少活动量，产兆若发生在 34 周以前，应给予宫缩抑制剂。一旦出现宫缩或阴道流液，应住院治疗。

（3）及时防治妊娠期并发症：妊娠期发现妊娠期高血压疾病、妊娠期肝内胆汁淤积症等应及早治疗。

（4）监护胎儿生长发育情况及胎位变化：发现胎儿畸形，尤其是联体双胎，应及早终止妊娠。对双绒毛膜性双胎，定期（每 4 周 1 次）B 型超声监测胎儿生长情况。对单绒毛膜性双胎，应每 2 周 B 型超声监测胎儿生长发育以期早期排除是否出现特殊并发症等。如有条件，单绒毛膜性双胎应由胎儿医学专家进行随访，随访的内容包括胎儿生长发育情况、体重估测相差、羊水情况、多普勒血流评估。B 型超声发现胎位异常，一般不予纠正。但妊娠晚期确定胎位，对分娩方式选择有帮助。

2.终止妊娠的指征

终止妊娠的指征包括：①合并急性羊水过多，压迫症状明显，孕妇腹部过度膨胀，呼吸困难，严重不适；②胎儿畸形；③母亲有严重并发症，如子痫前期或子痫，不允许继续妊娠时；④已到预产期尚未临产，胎盘功能减退者。

3.分娩期处理

多数双胎妊娠能经阴道分娩。产程中应注意：①产妇应有良好体力，应保证产妇足够的摄入量及睡眠；②严密观察胎心变化；③注意宫缩及产程进展，对胎头已衔接者，可在产程早期行人工破膜，加速产程进展，如宫缩乏力，可在严密监护下，给予低浓度缩宫素静脉滴注；④第二产程必要时行会阴后侧切开，减轻胎头受压。第一胎儿娩出后，胎盘侧脐带必须立即夹紧，以防第二胎儿失血。助手应在腹部固定第二胎儿为纵产式，并密切观察胎心、宫缩及阴道流血情况，及时阴道检查了解胎位及排除脐带脱垂，及早发现胎盘早剥。若无异常，等待自然分娩，通常在 20 分钟左右第二个胎儿娩出，若等待 15 分钟仍无宫缩，可行人工破膜并静脉滴注低浓度缩宫素，促进子宫收缩。若发现脐带脱垂、胎盘早剥，立即用产钳助产或臀牵引，迅速娩出胎儿。若胎头高浮，应行内转胎位术及臀牵术。若第二胎儿为肩先露，先行外转胎位术，不成功则改用联合转胎位术娩出胎儿。必要时第二胎采用剖宫产术终止妊娠。

双胎妊娠有下列情况之一，应考虑剖宫产：①第一胎儿为肩先露、臀先露；②宫缩乏力致产程延长,经保守治疗效果不佳;③胎儿窘迫,短时间内不能经阴道结束分娩;④联体双胎孕周＞26周;⑤严重妊娠并发症需尽快终止妊娠,如重度子痫前期、胎盘早剥等。

无论阴道分娩还是剖宫产,均需积极防治产后出血:①临产时应备血;②胎儿娩出前需建立静脉通道;③第二胎儿娩出后立即使用宫缩剂,并使其作用维持到产后2小时以上。

4.单绒毛膜双胎及其特有并发症的处理

双胎的胎儿预后取决于绒毛膜性,而并不是合子性(卵性)。如在26周之前确诊为双胎输血综合征,可在胎儿镜下用激光凝固胎盘表面可见的血管吻合支,使胎儿存活率提高。对于较晚发现的双胎输血综合征合并羊水过多,可采取快速羊水减量术。对于严重的sIUGR或者单绒毛膜双胎一胎合并畸形或TRAPS,可采用选择性减胎术(射频消融术或脐带电凝术),减去FGR胎儿或畸形胎儿。若无并发症,单绒毛膜性双胎的分娩孕周一般为35~37周,通常不超过37周。严重sIUGR和TTTS在严密监护下可期待至32~34周分娩。单绒毛膜单羊膜囊双胎的分娩孕周亦为32~34周。

第八章　胎盘与胎膜异常

胎盘与胎膜属胎儿附属物,在胎儿生长发育过程中起重要作用,若发生异常,可对母体或胎儿造成危害。

第一节　前置胎盘

在正常妊娠时,胎盘附着于子宫体部的前壁、后壁或者侧壁。妊娠 28 周后,若胎盘附着于子宫下段、下缘达到或覆盖宫颈内口,位置低于胎先露部,称为前置胎盘。前置胎盘是妊娠晚期严重并发症之一,也是妊娠晚期阴道流血最常见的原因。其发病率国外报道 0.5%,国内报道 0.24%~1.57%。

【病因】

前置胎盘的病因尚不清楚。多次流产及刮宫、高龄初产妇(>35 岁)、产褥感染、剖宫产史、多孕产次、孕妇不良生活习惯(吸烟或吸毒妇女)、辅助生殖技术受孕、子宫形态异常、妊娠中期 B 型超声检查提示胎盘前置状态等为高危人群。

其病因可能与下述因素有关。

1.子宫内膜病变或损伤

多次流产及刮宫、产褥感染、剖宫产、子宫手术史、盆腔炎等为子宫内膜损伤引发前置胎盘的常见因素。上述情况可引起子宫内膜炎或萎缩性病变,再次受孕时子宫蜕膜血管形成不良,胎盘血供不足,为摄取足够营养而增大胎盘面积,延伸到子宫下段。前次剖宫产手术瘢痕可妨碍胎盘在妊娠晚期向上迁移,增加前置胎盘可能性。辅助生殖技术,促排卵药物改变了体内性激素水平,使子宫内膜与胚胎发育不同步等,导致前置胎盘的发生。

2.胎盘异常

胎盘大小和形态异常,均可发生前置胎盘。胎盘面积过大而延伸至子宫下段,前置胎盘发生率双胎较单胎妊娠高 1 倍;胎盘位置正常而副胎盘位于子宫下段接近宫颈内口;膜状胎盘大而薄扩展到子宫下段。

3.受精卵滋养层发育迟缓

受精卵到达子宫腔后,滋养层尚未发育到可以着床的阶段,继续向下移,着床于子宫下段而发育成前置胎盘。

【分类】

根据胎盘下缘与宫颈内口的关系,将前置胎盘分为 3 类。

1.完全性前置胎盘

完全性前置胎盘或称中央性前置胎盘,胎盘组织完全覆盖宫颈内口。

2.部分性前置胎盘

部分性前置胎盘是指胎盘组织部分覆盖宫颈内口。

3.边缘性前置胎盘

边缘性前置胎盘是指胎盘下缘附着于子宫下段,下缘到达宫颈内口,但未超越宫颈内口。

胎盘位于子宫下段,胎盘边缘极为接近但未达到宫颈内口,称为低置胎盘。胎盘下缘与宫颈内口的关系可因宫颈管消失、宫口扩张而改变。如临产前为完全性前置胎盘,临产后因宫口扩张而成为部分性前置胎盘。前置胎盘类型可因诊断时期不同而各异。通常按处理前最后一次检查结果决定分类。

根据疾病的凶险程度,前置胎盘又可分为凶险性和非凶险性。凶险性前置胎盘是指前次有剖宫产史,此次妊娠为前置胎盘,胎盘覆盖原剖宫产切口,发生胎盘植入的危险约为50%。

【临床表现】

1.症状

典型症状为妊娠晚期或临产时发生无诱因、无痛性反复阴道流血。妊娠晚期子宫下段逐渐伸展,牵拉宫颈内口,宫颈管缩短;临产后规律宫缩使宫颈管消失成为软产道一部分。宫颈口扩张,附着于子宫下段及宫颈内口的胎盘前置部分不能相应伸展而与其附着处分离,血窦破裂出血。前置胎盘出血前无明显诱因,初次出血量一般不多,剥离处血液凝固后,出血停止;也有初次即发生致命性大出血而导致休克。因子宫下段不断伸展,前置胎盘出血常反复发生,出血量也越来越多。阴道流血发生孕周迟早、反复发生次数、出血量多少与前置胎盘类型有关。完全性前置胎盘初次出血时间多在妊娠28周左右,称为"警戒性出血";边缘性前置胎盘出血多发生在妊娠晚期或临产后,出血量较少;部分性前置胎盘的初次出血时间、出血量及反复出血次数,介于两者之间。

2.体征

患者一般情况与出血量有关,大量出血呈现面色苍白、脉搏增快微弱、血压下降等休克表现。腹部检查:子宫软,无压痛,大小与妊娠周数相符。因子宫下段有胎盘占据,影响胎先露部入盆,故胎先露高浮,常并发胎位异常。反复出血或一次出血量过多可使胎儿宫内缺氧,严重者胎死宫内。当前置胎盘附着于子宫前壁时,可在耻骨联合上方闻及胎盘杂音。在临产时检查见宫缩为阵发性,间歇期子宫完全松弛。

【诊断】

1.病史

妊娠晚期无痛性阴道流血,且既往有多次刮宫、分娩史,子宫手术史,孕妇不良生活习惯,辅助生殖技术或高龄孕妇、双胎等病史,有上述症状及体征,对前置胎盘的类型可做出初步判断。

2.辅助检查

B型超声检查可清楚显示子宫壁、胎盘、胎先露部及宫颈的位置,并根据胎盘下缘与宫颈内口的关系,确定前置胎盘类型。前壁胎盘、膀胱充盈有助诊断。阴道B型超声能更准确地确定胎盘边缘和宫颈内口的关系,但在已有阴道流血时应谨慎使用。B型超声诊断前置胎盘时,必须注意妊娠周数。妊娠中期胎盘占据子宫壁一半面积,因此胎盘贴近或覆盖宫颈内口机会较多;妊娠晚期胎盘占据宫壁面积减少到 1/3 或 1/4,子宫下段形成及伸展增加宫颈内口与胎盘边缘间的距离,大部分胎盘可随宫体上移而成为正常位置胎盘。妊娠中期 B 型超声检查发现胎盘前置者不宜诊断为前置胎盘,而应称为胎盘前置状态。

在胎盘疾病诊断中,磁共振(MRI)因对软组织分辨率高有优越性,可全面、立体观察,全方位显示解剖结构,而且不依赖操作者的技巧,也不需要充盈膀胱,综合评价有利于对病变定性,尤其是对于胎盘位于子宫后壁及羊水较少的产妇。

3.产后检查胎盘和胎膜

对产前出血患者;产后应仔细检查胎盘胎儿而边缘有无血管断裂,可提示有无副胎盘。若前置部位的胎盘母体面有陈旧性黑紫色血块附着,或胎膜破口距胎盘边缘距离<7cm,则为低置胎盘。

【鉴别诊断】

前置胎盘应与Ⅰ型胎盘早剥、脐带帆状附着、前置血管破裂、胎盘边缘血窦破裂、宫颈病变等产前出血相鉴别。结合病史,通过辅助检查及分娩后检查胎盘,一般不难鉴别。

【对母儿影响】

1.产时、产后出血

在附着于前壁的胎盘行剖宫产时,当子宫切口无法避开胎盘时,则出血明显增多。胎儿娩出后,子宫下段肌组织菲薄,收缩力较差,附着于此处的胎盘不易完全剥离,且开放的血窦不易关闭,故常发生产后出血,量多且难于控制。

2.植入性胎盘

子宫下段蜕膜发育不良,胎盘绒毛穿透底蜕膜,侵入子宫肌层,形成植入性胎盘,使胎盘剥离不全而发生产后出血。

3.产褥感染

前置胎盘剥离面接近宫颈外口,细菌易经阴道上行侵入胎盘剥离面,加之多数产妇因反复失血而致贫血、体质虚弱,容易发生产褥期感染。

4.围产儿预后不良

出血量多可致胎儿窘迫,甚至缺氧死亡。为挽救孕妇或胎儿生命而提前终止妊娠,早产率增加,新生儿死亡率高。

【处理】

其处理原则是抑制宫缩、止血、纠正贫血和预防感染。根据阴道流血量、有无休克、妊娠周数、产次、胎位、胎儿是否存活、是否临产及前置胎盘类型等综合做出决定。凶险性前置胎盘处理应当在有条件的医院进行。

1.期待疗法

期待疗法适用于妊娠<34 周、胎儿体重<2000g、胎儿存活、阴道流血量不多、一般情况良好的孕妇。尽管国外有资料证明,前置胎盘孕妇的妊娠结局住院与门诊治疗并无明显差异,根据我国国情,结合患者依从性,可门诊或住院治疗。

2.一般处理

取侧卧位,绝对卧床休息,血止后方可轻微活动;禁止性生活、阴道检查及肛查;密切观察阴道流血量;一般不采用阴道B型超声检查。胎儿电子监护仪监护胎儿宫内情况,包括胎心率、胎动计数等;为提高胎儿血氧供应,每日间断吸氧,每次20分钟;纠正孕妇贫血,补充铁剂,维持正常血容量,血红蛋白低于70g/L时,应输血,使血红蛋白≥100g/L,血细胞比容>0.30。

3.药物治疗

必要时给予地西泮等镇静剂。在保证孕妇安全的前提下尽可能延长孕周,抑制宫缩,以提高围产儿存活率,出血时间久,应用广谱抗生素预防感染,估计孕妇近日需终止妊娠,若胎龄<34周,促胎肺成熟。

妊娠35周以后,子宫生理性收缩频率增加,前置胎盘出血率随之上升,可适时终止妊娠。资料表明,妊娠36周以后择期终止妊娠时,围产儿结局明显好于等待至36周以上自然临产者。

4.紧急转运

如患者阴道流血多,怀疑凶险性前置胎盘,当地无医疗条件处理,应建立静脉通道,输血输液,止血,抑制宫缩,由有经验的医师护送,迅速转诊到上级医疗机构。

5.终止妊娠

(1)终止妊娠指征:孕妇反复发生多量出血甚至休克者,无论胎儿成熟与否,为了孕妇安全应终止妊娠;胎龄达妊娠36周以上;胎儿成熟度检查提示胎儿肺成熟者;胎龄在妊娠34~36周,出现胎儿窘迫征象,或胎儿电子监护发现胎心异常、监测胎肺未成熟者,经促胎肺成熟处理后;胎儿已死亡或出现难以存活的畸形,如无脑儿。

(2)剖宫产指征:完全性前置胎盘,持续大量阴道流血;部分性和边缘性前置胎盘出血量较多,先露高浮,胎龄达妊娠36周以上,短时间内不能结束分娩,有胎心、胎位异常。

手术应当由技术熟练的医生实施。术前积极纠正贫血,预防感染等,备血,做好处理产后出血和抢救新生儿的准备。

子宫切口的选择原则上应避开胎盘,可参考产前B型超声胎盘定位。胎盘附着于子宫后壁,选择子宫下段横切口;附着于侧壁,选择偏向对侧的子宫下段横切口;附着于前壁,根据胎盘边缘所在,选择子宫体部纵切口、子宫下段纵切口娩出胎儿,也可在子宫下段安放止血带。

胎儿娩出后,立即子宫肌壁注射缩宫素,等待胎盘剥离,必要时徒手剥离胎盘,并徒手按摩子宫,以减少子宫出血。当缩宫素不能奏效时,可选用前列腺素类药物。亦可采用以下方法:在吸收性明胶海绵上放凝血酶压迫出血处,用可吸收线局部"8"字缝合开放血窦;B-Lynch缝合子宫;宫腔及子宫下段填纱条压迫,24~48小时后经阴道取出。当上述方法无效时,可结扎双侧子宫动脉、髂内动脉或行子宫动脉栓塞术。经上述处理仍出血不止,应考虑子宫切除术。

在剖宫产切开宫壁前,应注意检查子宫下段处,若有局限性怒张血管,前置胎盘着床在前次剖宫产切口处,则应高度怀疑胎盘植入。此时应不急于切开宫壁,应备充足的血液,做好一切抢救产妇和新生儿的准备。选择子宫体部切口取出胎儿,仔细检查胎盘是否植入。若为部分性植入可行梭形切口切除部分子宫肌组织,用可吸收线缝合止血;若为大部分植入、活动性出血无法纠正时,应行子宫次全或全切术。同时应积极抢救出血与休克,并以中心静脉压监测血容量,注意纠正心力衰竭、肾衰竭、多器官功能衰竭、酸中毒等,并给予抗生素预防感染。

(3)阴道分娩:适用于边缘性前置胎盘、枕先露、阴道流血不多、无头盆不称和胎位异常,估计在短时间内能结束分娩者。可在备血、输液条件下人工破膜,破膜后,胎头下降压迫胎盘前置部位而止血,并可促进子宫收缩加快产程。若破膜后胎先露部下降不理想,仍有出血或分娩进展不顺利,应立即改行剖宫产术。

【预防】

采取积极有效的避孕措施,减少子宫内膜损伤和子宫内膜炎的发生;避免多产、多次刮宫或引产,降低剖宫产率,预防感染,计划妊娠妇女应戒烟、戒毒,避免被动吸烟;加强孕期管理,按时产前检查及正确的孕期指导,早期诊断前置胎盘,及时正确处理。

第二节　胎盘早剥

妊娠 20 周后或分娩期,正常位置的胎盘在胎儿娩出前,部分或全部从子宫壁剥离,称为胎盘早剥。胎盘早剥的发病率在国外为 1%～2%,国内为 0.46%～2.1%。胎盘早剥属于妊娠晚期严重并发症,起病急、发展快,若处理不及时可危及母儿生命。

【病因】

胎盘早剥确切的原因及发病机制尚不清楚,可能与下述因素有关。

1.孕妇血管病变

妊娠期高血压疾病,尤其是重度子痫前期、慢性高血压、慢性肾脏疾病或全身血管病变的孕妇,主要由于底蜕膜螺旋小动脉痉挛或硬化,引起远端毛细血管变性坏死甚至破裂出血,血液在底蜕膜层与胎盘之间形成胎盘后血肿,致使胎盘与子宫壁分离。妊娠晚期或临产后,孕妇长时间仰卧位,妊娠子宫压迫下腔静脉,回心血量减少,血压下降,子宫静脉淤血,静脉压突然升高,蜕膜静脉床淤血或破裂,形成胎盘后血肿,导致部分或全部胎盘剥离。

2.宫腔内压力骤减

胎膜早破(妊娠足月前);双胎妊娠分娩时,第一胎儿娩出过快;羊水过多时,人工破膜后羊水流出过快,宫腔内压力骤减,子宫骤然收缩,胎盘与子宫壁发生错位而剥离。

3.机械性因素

外伤尤其是腹部直接受到撞击或挤压;当脐带过短(<30cm)或因脐带绕颈、绕体相对过短时,分娩过程中胎儿下降牵拉脐带;在羊膜腔穿刺时,刺破前壁胎盘附着处血管,胎盘后血肿形成引起胎盘剥离。

4.其他高危因素

其他高危因素有高龄孕妇、经产妇、吸烟、可卡因滥用、孕妇代谢异常、孕妇有血栓形成倾向、子宫肌瘤(尤其是胎盘附着部位肌瘤)等。有胎盘早剥史的孕妇再次发生胎盘早剥的风险比无胎盘早剥史者高 10 倍。

【病理及病理生理改变】

胎盘早剥的主要病理改变是底蜕膜出血并形成血肿,使胎盘从附着处分离。它按病理分为三种类型。①显性剥离或外出血,为底蜕膜出血,量少,出血很快停止,多无明显的临床表现,仅在产后检查胎盘时发现胎盘母体面有凝血块及压迹。若底蜕膜继续出血,形成胎盘后血肿,胎盘剥离面随之扩大,血液经胎盘边缘沿胎膜与子宫壁之间自宫颈管向外流出,有阴道流血。②隐性剥离或内出血,若胎盘边缘仍附着于子宫壁或由于胎先露部固定于骨盆入口,使血液存聚于胎盘与子宫壁之间,无阴道流血。③混合型出血,由于子宫内有妊娠产物存在,子宫肌不能有效收缩以压迫破裂的血窦而止血,血液不能外流,胎盘后血肿越积越大,子宫底随之升高。当出血达到一定程度时,仍然会由胎盘边缘及胎膜向外流,此型对母儿威胁大。偶有出血穿破胎膜溢入羊水中成为血性羊水。

胎盘早剥内出血急剧增多,可发生子宫胎盘卒中,又称为库弗莱尔子宫。此时血液积聚于胎盘与子宫壁之间,胎盘后血肿压力增加,血液浸入子宫肌层,引起肌纤维分离、断裂甚至变性,当血液渗透至子宫浆膜层时,子宫表面呈现紫蓝色瘀斑。子宫肌层由于血液浸润,收缩力减弱,造成产后出血。血液甚至还可渗入输卵管系膜、卵巢生发上皮下、阔韧带内。

严重的胎盘早剥可以引发弥散性血管内凝血(DIC)等一系列病理生理改变。从剥离处的胎盘绒毛和蜕膜中释放大量组织凝血活酶,进入母体血循环,激活凝血系统,肺、肾等脏器的毛细血管内微血栓形成,造成脏器缺血和功能障碍。胎盘早剥持续时间越长,促凝物质不断进入母血,激活纤维蛋白溶解系统,产生大量的纤维蛋白原降解产物(FDP),引起继发性纤溶亢进。大量凝血因子消耗,最终导致凝血功能障碍。

【临床表现及分类】

根据病情严重程度将胎盘早剥分为3度。

Ⅰ度:以外出血为主,多见于分娩期,胎盘剥离面积小,常无腹痛或腹痛轻微,贫血体征不明显。腹部检查见子宫软,大小与妊娠周数相符,胎位清楚,胎心率正常,产后检查见胎盘母体面有凝血块及压迹即可诊断。

Ⅱ度:胎盘剥离面1/3左右,常有突然发生的持续性腹痛、腰酸或腰背痛,疼痛的程度与胎盘后积血多少成正比。无阴道流血或流血量不多,贫血程度与阴道流血量不相符。腹部检查见子宫大于妊娠周数,宫底随胎盘后血肿增大而升高。胎盘附着处压痛明显(胎盘位于后壁则不明显),宫缩有间歇,胎位可扪及,胎儿存活。

Ⅲ度:胎盘剥离面超过胎盘面积1/2,临床表现较Ⅱ度加重。可出现恶心、呕吐、面色苍白、四肢湿冷、脉搏细数、血压下降等休克症状,且休克程度大多与母血丢失成比例。腹部检查见子宫硬如板状,宫缩间歇时不能松弛,胎位扪不清,胎心消失。如无凝血功能障碍属Ⅲa,有凝血功能障碍者属Ⅲb。

【辅助检查】

1.B型超声检查

B型超声检查可协助了解胎盘的部位及胎盘早剥的类型,并可明确胎儿大小及存活情况。典型声像图显示胎盘与子宫壁之间出现边缘不清楚的液性低回声区即为胎盘后血肿,胎盘异常增厚或胎盘边缘"圆形"裂开。同时可排除前置胎盘。需要注意的是,B型超声检查阴性结果不能完全排除胎盘早剥,尤其是子宫后壁的胎盘。

2.实验室检查

实验室检查包括全血细胞计数及凝血功能检查。Ⅱ度及Ⅲ度患者应检测肾功能及二氧化碳结合力,有条件时应做血气分析,并做DIC筛选试验(包括血小板计数、凝血酶原时间、血纤维蛋白原测定),结果可疑者,进一步做纤溶确诊试验(包括凝血酶时间、优球蛋白溶解时间和血浆鱼精蛋白副凝试验)。血纤维蛋白原<2.5g/L 为异常,如果<1.5g/L 对凝血功能障碍有诊断意义。当情况紧急时,可抽取肘静脉血 2ml 放入干燥试管中,7 分钟后若无血块形成或形成易碎的软凝血块,说明凝血功能障碍。

【诊断与鉴别诊断】

依据病史、症状、体征,结合实验室检查结果做出临床诊断并不困难。怀疑有胎盘早剥时,应当在腹部体表画出子宫底高度,以便观察。Ⅰ度临床表现不典型,依据 B 型超声检查确诊,并与前置胎盘相鉴别。Ⅱ度及Ⅲ度胎盘早剥症状与体征比较典型,诊断多无困难,主要与先兆子宫破裂相鉴别。

【并发症】

1.胎儿宫内死亡

如胎盘早剥面积大,出血多,胎儿可因缺血缺氧而死亡。

2.弥散性血管内凝血

胎盘早剥是妊娠期发生凝血功能障碍最常见的原因,约 1/3 伴有死胎患者可发生。临床表现为皮肤、黏膜及注射部位出血,阴道出血不凝或凝血块较软,甚至发生血尿、咯血和呕血。一旦发生 DIC,病死率较高,应积极预防。

3.产后出血

当发生子宫胎盘卒中时,子宫肌层收缩受影响致产后出血,经治疗多可好转。若并发DIC,产后出血难以纠正,引起休克,多脏器功能衰竭,脑垂体及肾上腺皮质坏死,导致希恩综合征发生。

4.急性肾衰竭

大量出血使肾脏灌注严重受损,导致肾皮质或肾小管缺血坏死,出现急性肾衰竭。胎盘早剥多伴发妊娠期高血压疾病、慢性高血压、慢性肾脏疾病等,肾血管痉挛也影响肾血流量。

5.羊水栓塞

当胎盘早剥时羊水可经剥离面开放的子宫血管,进入母血循环,羊水中的有形成分栓塞肺血管,引起肺动脉高压。

【对母儿的影响】

胎盘早剥对母胎影响极大。剖宫产率、贫血、产后出血率、DIC 发生率均升高。由于胎盘早剥出血引起胎儿急性缺氧,新生儿窒息率、早产率、胎儿宫内死亡率明显升高,围产儿死亡率约为 11.9%,是无胎盘早剥者 25 倍。尤其重要的是,胎盘早剥新生儿还可遗留显著神经系统发育缺陷、脑性麻痹等严重后遗症。

【治疗】

胎盘早剥严重危及母儿生命,母儿的预后取决于处理是否及时与恰当。在子宫底高度短时间内升高时,应当重视。治疗原则为早期识别、积极处理休克、及时终止妊娠、控制 DIC、减少并发症。

1.纠正休克

建立静脉通道,迅速补充血容量,改善血液循环。根据血红蛋白的多少,输注红细胞、血浆、血小板、冷沉淀等,最好输新鲜血,既可补充血容量又能补充凝血因子,应使血细胞比容提高到 0.30 以上,尿量＞30ml/h。

2.及时终止妊娠

胎儿娩出前胎盘剥离有可能继续加重,一旦确诊Ⅱ、Ⅲ度胎盘早剥应及时终止妊娠。根据孕妇病情轻重、胎儿宫内状况、产程进展、胎产式等,决定终止妊娠的方式。

(1)阴道分娩:Ⅰ度患者,一般情况良好,病情较轻,以外出血为主,宫口已扩张,估计短时间内可结束分娩,应经阴道分娩。人工破膜使羊水缓慢流出,缩小子宫容积,腹部包裹腹带压迫胎盘使其不再继续剥离,必要时滴注缩宫素缩短第二产程。产程中应密切观察心率、血压、宫底高度、阴道流血量以及胎儿宫内状况,发现异常征象,应行剖宫产术。

(2)剖宫产:适用于以下几种情况。①Ⅱ度胎盘早剥,不能在短时间内结束分娩者;②Ⅰ度胎盘早剥,出现胎儿窘迫征象者;③Ⅲ度胎盘早剥,产妇病情恶化,胎儿已死,不能立即分娩者;④破膜后产程无进展者。剖宫产取出胎儿与胎盘后,立即注射宫缩剂,并按摩子宫促进子宫收缩。发现有子宫胎盘卒中时,在按摩子宫同时,可以用热盐水纱垫湿热敷子宫,多数子宫收缩转佳。若发生难以控制的大量出血,应快速输入新鲜血、凝血因子,并行子宫切除术。

3.并发症的处理

(1)产后出血:胎儿娩出后立即给予子宫收缩药物,如缩宫素、前列腺素制剂等;胎儿娩出后人工剥离胎盘,持续子宫按摩等。若仍有不能控制的子宫出血,或血不凝、凝血块较软,应按凝血功能障碍处理。

(2)凝血功能障碍:迅速终止妊娠、阻断促凝物质继续进入母血循环,纠正凝血机制障碍。①补充血容量和凝血因子:及时、足量输入红细胞悬液,同等比例的血浆、血小板是补充血容量和凝血因子的有效措施。也可输入冷沉淀,补充纤维蛋白原。②肝素的应用:DIC 高凝阶段主张及早应用肝素,可阻断 DIC 的发展。但禁止在有显著出血倾向或纤溶亢进阶段应用。③抗纤溶治疗:当 DIC 处于血液不凝固而出血不止的纤溶阶段时,可在肝素化和补充凝血因子的基础上应用抗纤溶药物。常用的药物有氨基己酸、氨甲环酸、氨甲苯酸、抑肽酶等。

(3)肾衰竭:若患者尿量＜30ml/h,提示血容量不足,应及时补充血容量;若血容量已补足而尿量＜17ml/h,可给予呋塞米 20～40mg 静脉推注,必要时可重复用药。若短期内尿量不增且血清尿素氮、肌酐、血钾进行性升高,并且二氧化碳结合力下降,提示肾衰竭。出现尿毒症时,应及时行血液透析治疗。

【预防】

健全孕产妇三级保健制度,对妊娠期高血压疾病、慢性高血压、肾脏疾病孕妇,应加强妊娠期管理;行外转胎位术纠正胎位时,动作应轻柔;对高危患者不主张行倒转术;应在宫缩间歇进行人工破膜;妊娠晚期或分娩期,应鼓励孕妇做适量的活动,避免长时间仰卧;避免腹部外伤;羊膜腔穿刺应在 B 型超声引导下进行,以免误穿胎盘等。

第三节　胎膜早破

临产前发生胎膜破裂,称为胎膜早破(PROM)。胎膜早破的发生率国外报道为5％～15％,国内为2.7％～7％。未足月胎膜早破(PPROM)是指在妊娠20周以后、未满37周胎膜在临产前发生的胎膜破裂。妊娠满37周后的胎膜早破发生率10％;妊娠不满37周的胎膜早破发生率2.0％～3.5％。单胎妊娠PPROM的发生率为2％～4％,双胎妊娠为7％～20％。孕周越小,围产儿预后越差,胎膜早破可引起早产、胎盘早剥、羊水过少、脐带脱垂、胎儿窘迫和新生儿呼吸窘迫综合征,孕产妇及胎儿感染率和围产儿病死率显著升高。

【病因】

导致胎膜早破的因素很多,常是多因素相互作用的结果。

1.生殖道感染

病原微生物上行性感染,可引起胎膜炎,细菌可以产生蛋白酶、胶质酶和弹性蛋白酶,这些酶可以直接降解胎膜的基质和胶质,使胎膜局部抗张能力下降而破裂。

2.羊膜腔压力增高

双胎妊娠、羊水过多、巨大儿宫内压力增加,覆盖于宫颈内口处的胎膜自然成为薄弱环节而容易发生破裂。

3.胎膜受力不均

头盆不称、胎位异常使胎先露部不能衔接,前羊膜囊所受压力不均,导致胎膜破裂。因为手术创伤或先天性宫颈组织结构薄弱,宫颈内口松弛,前羊膜囊楔入,受压不均;宫颈过短(<25mm)或宫颈功能不全,宫颈锥形切除,胎膜接近阴道,缺乏宫颈黏液保护,易受病原微生物感染,导致胎膜早破。

4.营养因素

缺乏维生素C、锌及铜,可使胎膜抗张能力下降,易引起胎膜早破。

5.其他

细胞因子IL-6、IL-8、TNF-α升高,可激活溶酶体酶,破坏羊膜组织导致胎膜早破;羊膜穿刺不当、人工剥膜、妊娠晚期性生活频繁等均有可能导致胎膜早破。

【临床表现】

90％患者突感有较多液体从阴道流出,有时可混有胎脂及胎粪,无腹痛等其他产兆。肛诊上推胎先露部,见阴道流液增加。阴道窥器检查见阴道后穹隆有羊水积聚或有羊水自宫口流出,即可确诊胎膜早破。当伴羊膜腔感染时,阴道流液有臭味,并有发热、母胎心率增快、子宫压痛、白细胞计数增多、C-反应蛋白与降钙素原(procalcitonin,PCT)升高。隐匿性羊膜腔感染时,无明显发热,但常出现母胎心率增快。流液后,常很快出现宫缩及宫口扩张。

【诊断】

1.临床表现

孕妇感觉阴道内有尿样液体流出,有时仅感外阴较平时湿润。

2.检查

孕妇取平卧位,两腿屈膝分开,可见液体自阴道流出。诊断胎膜早破的直接证据为阴道窥器打开时,可见液体自宫颈流出或后穹隆较多积液,并见到胎脂样物质。

3.辅助检查

(1)阴道液 pH 测定:正常阴道液 pH 为 4.5～5.5,羊水 pH 为 7.0～7.5。若 pH≥6.5,提示胎膜早破,准确率 90%。血液、尿液、宫颈黏液、精液及细菌污染可出现假阳性。

(2)阴道液涂片检查:取阴道后穹隆积液置于载玻片上,干燥后镜检可见羊齿植物叶状结晶,用 0.5%硫酸尼罗蓝染色,显微镜下见橘黄色胎儿上皮细胞,用苏丹Ⅲ染色见黄色脂肪小粒,均可确定为羊水,准确率达 95%。

(3)胎儿纤连蛋白(fFN)测定:fFN 是胎膜分泌的细胞外基质蛋白。当宫颈及阴道分泌物内 fFN 含量＞0.05mg/L 时,胎膜抗张能力下降,易发生胎膜早破。

(4)胰岛素样生长因子结合蛋白-1(IGFBP-1)检测:检测人羊水中 IGFBP-1 检测试纸,特异性强,不受血液、精液、尿液和宫颈黏液的影响。

(5)羊膜腔感染检测:①羊水细菌培养;②羊水涂片革兰染色检查细菌;③羊水白细胞 IL-6 测定:IL-6≥7.9ng/ml,提示羊膜腔感染;④血 C-反应蛋白＞8mg/L,提示羊膜腔感染;⑤降钙素原结果分为 3 级(正常,＜0.5ng/ml;轻度升高,≥0.5～2ng/ml;明显升高,≥10ng/ml),轻度升高表示感染存在。

(6)羊膜镜检查:可直视胎先露部,看见头发或其他胎儿部分,看不到前羊膜囊即可诊断为胎膜早破。

(7)B 型超声检查:羊水量减少可协助诊断。

4.绒毛膜羊膜炎的诊断

绒毛膜羊膜炎是 PPROM 的主要并发症,其诊断依据包括:母体心动过速≥100 次/分、胎儿心动过速≥160 次/分、母体发热≥38℃、子宫激惹、羊水恶臭、母体白细胞计数≥15×10^9/L、中性粒细胞≥90%。出现上述表现应考虑有绒毛膜羊膜炎。

【对母儿影响】

1.对母体影响

破膜后,阴道内的病原微生物易上行感染,感染程度与破膜时间有关,超过 24 小时,感染率增加 5～10 倍。若突然破膜,有时可引起胎盘早剥。羊膜腔感染易发生产后出血。

2.对胎儿影响

围产儿死亡率为 2.5%～11%。常诱发早产,早产儿易发生呼吸窘迫综合征;当并发绒毛膜羊膜炎时,易引起新生儿吸入性肺炎,严重者发生败血症、颅内感染等危及新生儿生命。脐带受压、脐带脱垂可致胎儿窘迫。破膜时孕周越小,胎肺发育不良发生率越高。如破膜潜伏期长于 4 周,羊水过少程度重,可出现明显胎儿宫内受压,表现为铲形手、弓形腿、扁平鼻等。

【治疗】

处理原则为:妊娠＜24 周的孕妇应终止妊娠;妊娠 28～35 周的孕妇若胎肺不成熟,无感染征象、无胎儿窘迫可期待治疗,但必须排除绒毛膜羊膜炎;若胎肺成熟或有明显感染时,应立即终止妊娠;对胎儿窘迫的孕妇,妊娠＞34 周,终止妊娠。

（一）足月胎膜早破的处理

足月胎膜早破常是即将临产的征兆，如检查宫颈已成熟，可以进行观察，一般在破膜后 12 小时内自然临产。若 12 小时内未临产，可予以药物引产。

（二）未足月胎膜早破的处理

1.期待疗法

期待疗法适用于妊娠 28～34 周、胎膜早破不伴感染、羊水池深度≥3cm 者。

（1）一般处理：绝对卧床，保持外阴清洁，避免不必要的肛门及阴道检查，密切观察产妇体温、心率、宫缩、阴道流液性状和血白细胞计数。

（2）预防感染：破膜超过 12 小时，应给予抗生素预防感染，能降低胎儿及新生儿肺炎、败血症及颅内出血的发生率，也能大幅度减少绒毛膜羊膜炎及产后子宫内膜炎的发生。建议首先静脉应用抗生素 2～3 日，然后改口服抗生素维持。

（3）纠正羊水过少：羊水池深度≤2cm，妊娠＜34 周，可行经腹羊膜腔输液，有助于胎肺发育，避免产程中脐带受压（CST 显示频繁变异减速）。

2.终止妊娠

（1）经阴道分娩：妊娠 34 周后，胎肺成熟，宫颈成熟，无禁忌证可引产。

（2）剖宫产：胎头高浮，胎位异常，宫颈不成熟，胎肺成熟，明显羊膜腔感染，伴有胎儿窘迫，抗感染同时行剖宫产术终止妊娠，做好新生儿复苏准备。

【预防】

1.尽早治疗下生殖道感染

妊娠期应及时治疗滴虫阴道炎、细菌性阴道病、宫颈沙眼衣原体感染、淋病奈瑟菌感染等。

2.加强围产期卫生宣教与指导

妊娠晚期禁止性生活，避免突然腹压增加。

3.注意营养平衡

补充足量的维生素、钙、锌及铜等营养素。

4.治疗宫颈内口松弛

宫颈内口松弛者，妊娠 14～18 周行宫颈环扎术并卧床休息。

第九章　羊水量与脐带异常

羊水和脐带也是胎儿附属物。正常妊娠时羊水的产生与吸收处于动态平衡中。若羊水产生和吸收失衡,将导致羊水量异常。脐带是母儿间物质交换的重要通道,若发生脱垂、缠绕等各种异常,将对胎儿造成危害。

第一节　羊水过多

妊娠期间羊水量超过 2000ml,称为羊水过多。羊水过多发生率为0.5%～1%。羊水量在数日内急剧增多,称为急性羊水过多;羊水量在数周内缓慢增多,称为慢性羊水过多。

【病因】

在羊水过多的孕妇中,约 1/3 患者原因不明,称为特发性羊水过多。明显的羊水过多患者多数与胎儿畸形以及妊娠合并症等因素有关。

1.胎儿疾病

胎儿疾病包括胎儿结构畸形、胎儿肿瘤、神经肌肉发育不良、代谢性疾病、染色体或遗传基因异常等。明显的羊水过多常伴有胎儿畸形,常见的胎儿结构畸形以神经系统和消化道畸形最常见。神经系统畸形主要是无脑儿、脊柱裂等神经管缺陷。神经管畸形因脑脊膜暴露,脉络膜组织增殖,渗出液增加;抗利尿激素缺乏,导致尿量增多;中枢吞咽功能异常,胎儿无吞咽反射,导致羊水产生增加和吸收减少。消化道畸形主要是食管及十二指肠闭锁,使胎儿不能吞咽羊水,导致羊水积聚而发生羊水过多。羊水过多的原因还有腹壁缺陷、膈疝、心脏畸形、先天性胸腹腔囊腺瘤、胎儿脊柱畸胎瘤等畸形,以及新生儿先天性醛固酮增多症(Batter 综合征)等代谢性疾病。18-三体、21-三体、13-三体胎儿出现吞咽羊水障碍,也可引起羊水过多。

2.多胎妊娠

双胎妊娠羊水过多的发生率约为 10%,是单胎妊娠的 10 倍,以单绒毛膜双胎居多。还可能并发双胎输血综合征,两个胎儿间的血液循环相互沟通,受血胎儿的循环血量多,尿量增加,导致羊水过多。

3.胎盘脐带病变

胎盘绒毛血管瘤直径>1cm 时,15%～30%合并羊水过多。巨大胎盘、脐带帆状附着也可导致羊水过多。

4.妊娠合并症

妊娠期糖尿病,羊水过多的发病率为 13%～36%。母体高血糖致胎儿血糖增高,产生高渗性利尿,并使胎盘胎膜渗出增加,导致羊水过多。母儿 Rh 血型不合,胎儿免疫性水肿、胎盘绒毛水肿影响液体交换,以及妊娠期高血压疾病、重度贫血,均可导致羊水过多。

【诊断】

1.临床表现

(1)急性羊水过多:较少见,多发生在妊娠 20～24 周。羊水迅速增多,子宫于数日内明显增大,产生一系列压迫症状。孕妇自觉腹部胀痛,行动不便,表情痛苦,因横膈抬高,出现呼吸困难,甚至发绀,不能平卧。检查见腹壁皮肤紧绷发亮,严重者皮肤变薄,皮下静脉清晰可见。巨大的子宫压迫下腔静脉,影响静脉回流,出现下肢及外阴部水肿或静脉曲张。子宫明显大于妊娠月份,胎位不清,胎心遥远或听不清。

(2)慢性羊水过多:较多见,多发生在妊娠晚期。数周内羊水缓慢增多,症状较缓和,孕妇多能适应,仅感腹部增大较快,临床上无明显不适或仅出现轻微压迫症状,如胸闷、气急,但能忍受。产检时宫高及腹围增加过快,测量子宫底高度及腹围大于同期孕周,腹壁皮肤发亮、变薄。触诊时感觉子宫张力大,有液体震颤感,胎位不清,胎心遥远。

2.辅助检查

(1)B 型超声检查:重要的辅助检查方法,不仅能测量羊水量,还可了解胎儿情况,如无脑儿、脊柱裂、胎儿水肿及双胎等。B 型超声诊断羊水过多的标准如下。①羊水最大暗区垂直深度(AFV):≥8cm 诊断为羊水过多,其中 AFV 8～11cm 为轻度羊水过多,12～15cm 为中度羊水过多,＞15cm 为重度羊水过多。②羊水指数(AFI):≥25cm 诊断为羊水过多,其中 AFI 25～35cm 为轻度羊水过多,36～45cm 为中度羊水过多,＞45cm 为重度羊水过多。也有认为以 AFI 大于该孕周的 3 个标准差或大于第 97.5 百分位数较为恰当。

(2)胎儿疾病检查:需排除胎儿染色体异常时,可做羊水细胞培养,或采集胎儿脐带血细胞培养。了解染色体数目、结构有无异常,排除三体型染色体异常。同时可行羊水生化检查,若为胎儿神经管畸形(无脑儿、脊柱裂)、上消化道闭锁等,羊水中的甲胎蛋白平均值超过同期正常妊娠平均值 3 个标准差以上有助于诊断。可通过测定羊水中胎儿血型,预测胎儿有无溶血性疾病。还可用 PCR 技术检测胎儿是否感染细小病毒 B_{19}、梅毒、弓形体、单纯疱疹病毒、风疹病毒、巨细胞病毒等。

(3)其他检查:母体糖耐量试验,Rh 血型不合者检查母体抗体滴定度。

【对母儿的影响】

1.对母体的影响

羊水过多时子宫张力增高,孕妇易并发妊娠期高血压疾病。胎膜早破、早产发生率增加。突然破膜宫腔内压力骤然降低,易发生胎盘早剥。子宫肌纤维伸展过度可致产后子宫收缩乏力,产后出血发生率明显增多。

2.对胎儿的影响

胎位异常、胎儿窘迫、早产增多。破膜时羊水流出过快可导致脐带脱垂。羊水过多的程度越重,围产儿的病死率越高。

【处理】

羊水过多的处理取决于胎儿有无畸形、孕周大小及孕妇自觉症状的严重程度。

1.羊水过多合并胎儿畸形

应及时终止妊娠,方法如下。①人工破膜引产:宫颈评分＞7 分者,破膜后多能自然临产,若 12 小时后仍未临产,可静脉滴注缩宫素诱发宫缩。破膜时需注意:行高位破膜,用穿刺针刺破胎膜 1～2 个小孔,使羊水缓慢流出,避免宫腔内压力骤然下降,以防发生胎盘早剥、血压骤降与休克;羊水流出过程中密切观察孕妇血压、心率变化。②经羊膜腔穿刺放出适量羊水后,可注入依沙吖啶引产。

2.羊水过多合并正常胎儿

应寻找病因,积极治疗糖尿病、妊娠期高血压疾病等母体疾病。母儿血型不合者,必要时可行宫内输血治疗。

前列腺素合成酶抑制剂(如吲哚美辛)有抗利尿作用。妊娠晚期羊水主要由胎儿尿液形成,抑制胎儿排尿能使羊水量减少。用药期间每周做 1 次 B 型超声监测羊水量。由于吲哚美辛可使胎儿动脉导管闭合,不宜长时间应用,妊娠＞34 周者也不宜使用。

胎肺不成熟者,应尽量延长孕周。自觉症状轻者,注意休息,取左侧卧位以改善子宫胎盘循环,必要时给予镇静剂。每周复查 B 型超声以便了解羊水指数及胎儿生长情况。自觉症状严重者,可经腹羊膜腔穿刺放出适量羊水,缓解压迫症状,并可通过放出的羊水做卵磷脂/鞘磷脂(L/S)比值、羊水泡沫试验等确定胎肺成熟度。在 B 型超声监测下,避开胎盘部位以 15～18 号腰椎穿刺针穿刺,放羊水速度不宜过快,每小时约 500ml,一次放羊水量不超过 1500ml;注意严格消毒预防感染,密切观察孕妇血压、心率、呼吸变化,监测胎心,酌情给予镇静剂,预防早产。必要时 3～4 周后再次放羊水,以降低宫腔内压力。

羊水量反复增长,自觉症状严重者,妊娠≥34 周,胎肺已成熟,可终止妊娠;如胎肺未成熟,可在羊膜腔内注入地塞米松 10mg 促胎肺成熟,24～48 小时后再考虑引产。

3.其他

分娩期应警惕脐带脱垂和胎盘早剥的发生。若破膜后子宫收缩乏力,可静脉滴注低浓度缩宫素加强宫缩,密切观察产程。胎儿娩出后及时应用宫缩剂,预防产后出血发生。

第二节　羊水过少

妊娠晚期羊水量少于 300ml 者,称为羊水过少。羊水过少的发生率为 0.4％～4％。羊水过少严重影响围产儿预后,羊水量少于 50ml,围产儿病死率高达 88％。

【病因】

羊水过少主要与羊水产生减少或羊水外漏增加有关。部分羊水过少原因不明,常见原因如下。

1.胎儿畸形

胎儿畸形以胎儿泌尿系统畸形为主,如 Meckel-Gruber 综合征、Prune-Belly 综合征、胎儿肾缺如(Potter 综合征)、肾小管发育不全、输尿管或尿道梗阻、膀胱外翻等引起少尿或无尿,导致羊水过少。染色体异常、脐膨出、膈疝、法洛四联症、水囊状淋巴管瘤、小头畸形、甲状腺功能减低等也可引起羊水过少。

2.胎盘功能减退

过期妊娠、胎儿生长受限和胎盘退行性变均能导致胎盘功能减退。胎儿慢性缺氧引起胎儿血液重新分配,为保障胎儿脑和心脏血供,肾血流量降低,胎儿尿生成减少,导致羊水过少。

3.羊膜病变

某些原因不明的羊水过少与羊膜通透性改变,以及炎症、宫内感染有关。胎膜破裂,羊水外漏速度超过羊水生成速度,可导致羊水过少。

4.母体因素

妊娠期高血压疾病可致胎盘血流减少。在孕妇脱水、血容量不足时,孕妇血浆渗透压增高,使胎儿血浆渗透压相应增高,尿液形成减少。孕妇服用某些药物,如前列腺素合成酶抑制剂、血管紧张素转化酶抑制剂等有抗利尿作用,使用时间过长,可发生羊水过少。

【临床表现及诊断】

1.临床表现

羊水过少的临床症状多不典型。孕妇于胎动时感腹痛,胎盘功能减退时常有胎动减少。检查见宫高腹围较同期孕周小,合并胎儿生长受限更明显,有子宫紧裹胎儿感。子宫敏感,轻微刺激易引发宫缩。临产后阵痛明显,且宫缩多不协调。在阴道检查时,发现前羊膜囊不明显,胎膜紧贴胎儿先露部,人工破膜时羊水流出极少。

2.辅助检查

(1)B型超声检查:最重要的辅助检查方法。妊娠晚期羊水最大暗区垂直深度(AFV)≤2cm为羊水过少,≤1cm为严重羊水过少。羊水指数(AFI)≤5cm诊断为羊水过少,≤8cm为羊水偏少。B型超声检查还能及时发现胎儿生长受限,以及胎儿肾缺如、肾发育不全、输尿管或尿道梗阻等畸形。

(2)羊水量直接测量:破膜时以容器置于外阴收集羊水,或剖宫产时用吸引器收集羊水。本方法缺点是不能早期诊断。

(3)电子胎儿监护:羊水过少胎儿的胎盘储备功能减低,无应激试验(NST)可呈无反应型。分娩时主要威胁胎儿,子宫收缩致脐带受压加重,可出现胎心变异减速和晚期减速。

(4)胎儿染色体检查:需排除胎儿染色体异常时可做羊水细胞培养,或采集胎儿脐带血细胞培养,进行染色体核型分析,荧光定量PCR法快速诊断。

【对母儿的影响】

1.对胎儿的影响

当羊水过少时,围产儿病死率明显增高。当轻度羊水过少时,围产儿病死率增高13倍;当重度羊水过少时,围产儿病死率增高47倍,死亡原因主要是胎儿缺氧和胎儿畸形。羊水过少如发生在妊娠早期,胎膜与胎体粘连造成胎儿畸形,甚至肢体短缺;如发生在妊娠中、晚期,子宫外压力直接作用于胎儿,引起胎儿肌肉骨骼畸形,如斜颈、曲背、手足畸形等;先天性无肾所致的羊水过少可引起Potter综合征(肺发育不全、长内眦赘皮襞、扁平鼻、耳大位置低、铲形手及弓形腿等),预后极差,多数患儿娩出后即死亡。

2.对孕妇的影响

手术分娩率和引产率均增加。

【处理】

根据胎儿有无畸形和孕周大小选择治疗方案。

1.羊水过少合并胎儿畸形

确诊胎儿畸形应尽早终止妊娠。可选用B型超声引导下经腹羊膜腔穿刺注入依沙吖啶引产。

2.羊水过少合并正常胎儿

寻找与去除病因。增加补液量,改善胎盘功能,抗感染。嘱孕妇自行计数胎动,进行胎儿生物物理评分,B型超声动态监测羊水量及脐动脉收缩期最高血流速度与舒张期最低血流速度(S/D)的比值,胎儿电子监护,严密监测胎儿宫内情况。

(1)终止妊娠:对妊娠已足月、胎儿可宫外存活者,应及时终止妊娠。合并胎盘功能不良、胎儿窘迫,或破膜时羊水少且胎粪严重污染者,估计短时间不能结束分娩的,应采用剖宫产术终止妊娠,以降低围产儿病死率。对胎儿贮备功能尚好,无明显宫内缺氧,人工破膜羊水清亮者,可以阴道试产。若选择阴道试产,需密切观察产程进展,连续监测胎心变化。

(2)增加羊水量期待治疗:对妊娠未足月,胎肺不成熟者,可行增加羊水量期待治疗,延长妊娠期。可采用羊膜腔灌注液体法,以降低胎心变异减速发生率、羊水粪染率及剖宫产率。与此同时,应选用宫缩抑制剂预防早产。

第三节　脐带异常

脐带若发生先露或脱垂、缠绕、长度异常或打结等,可对胎儿造成危害。

一、脐带先露与脐带脱垂

胎膜未破时脐带位于胎先露部前方或一侧,称为脐带先露或隐性脐带脱垂。胎膜破裂脐带脱出于宫颈口外,降至阴道内甚至露于外阴部,称为脐带脱垂。

【病因】

(1)胎头未衔接时如头盆不称、胎头入盆困难。

(2)胎位异常,如臀先露、肩先露、枕后位。

(3)胎儿过小或羊水过多。

(4)脐带过长。

(5)脐带附着异常及低置胎盘等。

【对母儿的影响】

1.对产妇影响

增加剖宫产率及手术助产率。

2.对胎儿影响

发生在胎先露部尚未衔接、胎膜未破时的脐带先露,因宫缩时胎先露部下降,一过性压迫脐带导致胎心率异常。胎先露部已衔接、胎膜已破者,脐带受压于胎先露部与骨盆之间,引起胎儿缺氧,甚至胎心完全消失;以头先露最严重,肩先露最轻。若脐带血循环阻断超过7~8分钟,可胎死宫内。

【诊断】

有脐带脱垂危险因素存在时,应警惕脐带脱垂的发生。胎膜未破,于胎动、宫缩后胎心率突然变慢,改变体位、上推胎先露部及抬高臀部后迅速恢复者,应考虑有脐带先露的可能,临产后应行胎心监护。胎膜已破出现胎心率异常,应立即行阴道检查,了解有无脐带脱垂和脐带血管有无搏动。在胎先露部旁或其前方以及阴道内触及脐带者,或脐带脱出于外阴者,即可确诊。B 型超声及彩色多普勒超声等有助于明确诊断。

【治疗】

1.脐带先露

经产妇、胎膜未破、宫缩良好者,取头低臀高位,密切观察胎心率,等待胎头衔接,宫口逐渐扩张,胎心持续良好者,可经阴道分娩。初产妇或足先露、肩先露者,应行剖宫产术。

2.脐带脱垂

发现脐带脱垂,胎心尚好,胎儿存活者,应争取尽快娩出胎儿。

(1)宫口开全:胎头已入盆,行产钳术;臀先露行臀牵引术。

(2)宫颈未开全:产妇立即取头低臀高位,将胎先露部上推,应用抑制子宫收缩的药物,以缓解或减轻脐带受压;严密监测胎心同时,尽快行剖宫产术。

【预防】

妊娠晚期及临产后,超声检查有助于尽早发现脐带先露。对临产后胎先露部迟迟不入盆者,尽量不行或少行肛查或阴道检查。

二、脐带缠绕

脐带围绕胎儿颈部、四肢或躯干者,称为脐带缠绕。90%为脐带绕颈,以绕颈 1 周者居多,占分娩总数的 20%左右。发生原因与脐带过长、胎儿小、羊水过多及胎动频繁等有关。脐带绕颈对胎儿影响与脐带缠绕松紧、缠绕周数及脐带长短有关。

临床特点:包括以下几方面。①胎先露部下降受阻:脐带缠绕使脐带相对变短,影响胎先露部入盆,可使产程延长或停滞。②胎儿窘迫:当缠绕周数多、过紧使脐带受牵拉,或因宫缩使脐带受压,导致胎儿血循环受阻,胎儿缺氧。③胎心率变异:出现频繁的变异减速。④脐带血流异常:彩色多普勒超声检查:在胎儿颈部发现脐带血流信号。⑤B 型超声检查:见脐带缠绕处皮肤有明显压迹,脐带缠绕 1 周呈 U 形压迹,内含一小圆形衰减包块,并可见其中小短光条;脐带缠绕 2 周呈 W 形;脐带缠绕 3 周或 3 周以上呈锯齿形,其上为一条衰减带状回声。出现上述情况应高度警惕脐带缠绕,特别是胎心监护出现频繁的变异减速,经吸氧、改变体位不能缓解时,应及时终止妊娠。产前超声诊断为脐带缠绕,在分娩过程中应加强监护,一旦出现胎儿窘迫,及时处理。

三、脐带长度异常

脐带正常长度为 30～100cm,平均长度为 55cm。脐带短于 30cm 者,称为脐带过短。妊娠期间脐带过短常无临床征象,临产后因胎先露部下降,脐带被牵拉过紧,使胎儿血循环受阻,因缺氧出现胎心率异常;严重者导致胎盘早剥。胎先露部下降受阻,引起产程延长,以第二产程延长居多。经抬高床脚和吸氧,胎心率仍无改善,应立即行剖宫产结束分娩。脐带过长易造成脐带绕颈、绕体、打结、脱垂或脐带受压。

四、脐带打结

脐带打结有假结和真结两种。脐带假结是指因脐血管较脐带长,血管卷曲似结,或因脐静脉较脐动脉长形成纡曲似结,通常对胎儿无大危害。脐带真结多先为脐带缠绕胎体,后因胎儿穿过脐带套环而成真结。脐带真结较少见,发生率为1.1%。若脐带真结未拉紧则无症状,拉紧后胎儿血循环受阻可致胎死宫内。多数在分娩后确诊。

五、脐带扭转

脐带扭转,胎儿活动可使脐带顺其纵轴扭转呈螺旋状,生理性扭转可达6～11周。脐带过分扭转在近胎儿脐轮部变细呈索状坏死,引起血管闭塞或伴血栓形成,胎儿可因血运中断而致死亡。

六、脐带附着异常

在正常情况下,脐带附着于胎盘胎儿面的近中央处。脐带附着于胎盘边缘者,称为球拍状胎盘,分娩过程中对母儿无大影响,多在产后检查胎盘时发现。脐带附着于胎膜上,脐带血管通过羊膜与绒毛膜间进入胎盘者,称为脐带帆状附着,若胎膜上的血管跨过宫颈内口位于胎先露部前方,称为前置血管。当胎膜破裂时,伴前置血管破裂出血达100ml时可导致胎儿休克或死亡。若前置血管受胎先露部压迫,可导致脐血循环受阻,胎儿窘迫或死亡。临床表现为胎膜破裂时发生无痛性阴道流血,伴胎心率异常或消失,胎儿死亡。取流出血涂片检查,查到有核红细胞或幼红细胞并有胎儿血红蛋白,即可确诊。产前超声检查应注意脐带附着在胎盘的部位。

七、脐血管数目异常

当脐带只有一条动脉时,为单脐动脉。大多数病例在产前用B型超声可以发现。如果B型超声只发现单脐动脉这一因素,而没有其他结构异常,新生儿预后良好,如果同时有其他超声结构异常,非整倍体以及其他畸形的风险增高,如肾脏发育不全、无肛门、椎骨缺陷等。

第十章　正常分娩

妊娠满 28 周(196 日)及以上,胎儿及其附属物自临产开始到由母体娩出的全过程,称为分娩。妊娠满 28 周至不满 37 足周(196～258 日)期间分娩,称为早产;妊娠满 37 周至不满 42 足周(259～293 日)期间分娩,称为足月产;妊娠满 42 周(294 日)及以上分娩,称为过期产。

第一节　分娩动因

分娩触发机制复杂,分娩动因学说众多,但均难以完满阐述,目前认为是多因素综合作用的结果。

一、炎症反应学说

研究表明,分娩前子宫蜕膜、宫颈均出现明显的中性粒细胞和巨噬细胞趋化和浸润,炎性细胞因子表达增加,提示非感染性炎症反应可能是分娩发动的一个重要机制。炎性细胞因子可能通过释放水解酶,引起胶原组织降解,促进宫颈成熟,从而诱导分娩发动。

二、内分泌控制理论

分娩发动是子宫平滑肌由非活跃状态向活跃状态的转化,这种转化受多种内分泌激素的调控,最终触发宫缩及宫颈扩张,启动分娩。

1.前列腺素(PG)

子宫平滑肌对前列腺素具有高度敏感性,前列腺素合成增加是分娩发动的重要因素,主要证据包括:①临产前,蜕膜及羊膜中 PG 的前体物质花生四烯酸明显增加,在前列腺素合成酶的作用下形成 PG;②子宫肌细胞内含有丰富的 PG 受体;③PG 能诱发宫缩和促进宫颈成熟;④PG 合成抑制剂可导致分娩延迟。

2.雌激素与孕激素

人类妊娠时处于高雌激素状态,但至今仍无足够证据证实雌激素能发动分娩。孕酮是抑制子宫收缩的主要激素,既往认为孕酮撤退与分娩发动相关,但近年研究并未发现分娩时产妇血中孕酮水平降低,从而提出"功能性孕酮撤退"的观点,并试图从非基因水平和基因水平进行论证,然而目前尚无定论。

3.缩宫素与缩宫素受体

外源性缩宫素可诱发子宫收缩,过去认为分娩是通过血液中缩宫素浓度的增加来实现,现在认为此效应是由于缩宫素受体增加所致。临产前,子宫蜕膜中缩宫素受体骤然增加 50 倍或更多,且在临产前和分娩阶段子宫对缩宫素敏感性急剧增加,子宫激惹性增强,从而促进宫缩,启动分娩。

4.内皮素（ET）

内皮素是子宫平滑肌的强诱导剂，子宫平滑肌有内皮素受体。通过自分泌和旁分泌形式，子宫局部产生的 ET 直接对平滑肌产生收缩作用，还通过刺激妊娠子宫和胎儿-胎盘单位，合成和释放 PG，间接诱发宫缩。

5.皮质醇激素

动物实验证实：胚胎下丘脑-垂体-肾上腺轴的活性与分娩发动有关。皮质醇激素由胎儿肾上腺产生，随着胎儿成熟而不断增加，皮质醇经胎儿.胎盘单位合成雌激素，从而激发宫缩。临床观察无脑儿时常有雌激素水平低下和孕期延长，推断系胎儿下丘脑-垂体,肾上腺功能异常所致。但研究发现未足月孕妇注射皮质醇并不导致早产。

三、机械性理论

妊娠早、中期子宫处于静息状态，对机械性和化学性刺激不敏感，子宫能耐受胎儿及其附属物的负荷。妊娠晚期子宫腔内压力增加，子宫壁膨胀；胎先露下降压迫子宫下段及宫颈内口，发生机械性扩张，通过交感神经传至下丘脑，作用于神经垂体，释放缩宫素，引起宫缩。过度增大的子宫（如双胎妊娠、羊水过多）易发生早产支持机械性理论，但孕妇血中缩官素增高却是在分娩发动之后，故不能认为机械性理论是分娩发动的始发原因。

四、神经介质理论

子宫主要受自主神经支配，交感神经兴奋子宫肌层 α 肾上腺素能受体，促使子宫收缩。乙酰胆碱通过增加子宫肌细胞膜对 Na^+ 的通透性加强子宫收缩。但因上述物质的测定水平在分娩前并无明显变化，难以肯定自主神经在分娩发动中起何作用。

综上所述，妊娠晚期的炎症细胞因子、机械性刺激等多因素作用使子宫下段形成及宫颈成熟，诱发前列腺素及缩宫素释放，子宫肌细胞间隙连接形成和子宫肌细胞内钙离子浓度增加，使子宫由妊娠期的稳定状态转变为分娩时的兴奋状态，从而启动分娩。不管分娩动因如何，宫颈成熟是分娩发动的必备条件，缩官素与前列腺素是促进宫缩的最直接因素。

第二节　影响分娩的因素

影响分娩的四因素为产力、产道、胎儿及精神心理因素。若各因素均正常并能相互适应，胎儿能顺利经阴道自然娩出，则为正常分娩。正常分娩依靠产力将胎儿及其附属物排出体外，但同时必须有足够大的骨产道和软产道相应扩张让胎儿通过。而产力又受胎儿大小、胎位及产道的影响。此外，还受精神心理因素的干预。

一、产力

将胎儿及其附属物从宫腔内逼出的力量称为产力。产力包括子宫收缩力（简称宫缩）、腹壁肌及膈肌收缩力（统称腹压）和肛提肌收缩力。

（一）子宫收缩力

子宫收缩力是临产后的主要产力，贯穿于分娩全过程。临产后的宫缩使宫颈管逐渐缩短

直至消失、宫口扩张、胎先露下降和胎儿、胎盘娩出。正常子宫收缩力的特点有:

1.节律性

宫缩的节律性是临产的重要标志。正常宫缩是宫体肌不随意、有规律的阵发性收缩并伴有疼痛,故有"阵痛"之称。每次阵缩由弱渐强(进行期),维持一定时间(极期),一般持续约30秒左右,随后由强渐弱(退行期),直至消失进入间歇期,一般5~6分钟(图10-1),此时子宫肌肉松弛。当宫口开全(10cm)后,间歇期仅1~2分钟,宫缩持续时间长达约60秒,阵缩如此反复出现,直至分娩全程结束。宫缩强度也随产程进展逐渐增加,宫腔压力由临产初期25~30mmHg,至第一产程末增至40~60mmHg,第二产程宫缩极期时可高达100~150mmHg,而间歇期宫腔压力仅为6~12mmHg。阵痛强度随宫腔压力上升而加重。宫缩时,子宫肌壁血管及胎盘受压,致使子宫血流量减少,胎盘绒毛间隙的血流量减少;宫缩间歇时,子宫血流量又恢复到原来水平,胎盘绒毛间隙的血流重新充盈,宫缩的节律性对胎儿血流灌注有利。

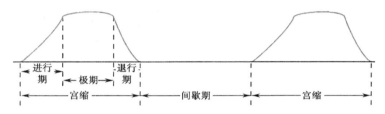

图10-1 临产后正常宫缩节律性示意图

2.对称性

正常宫缩源于两侧宫角部(受起搏点控制),以微波形式向宫底中线集中,左右对称,再以2cm/s速度向子宫下段扩散,约需15秒均匀协调地扩展至整个子宫,此为子宫收缩力的对称性(图10-2)。

3.极性

宫缩以宫底部最强最持久,向下依次减弱,宫底部收缩力的强度几乎是子宫下段的2倍,此为子宫收缩力的极性。

4.缩复作用

宫体部平滑肌为收缩段。子宫收缩时肌纤维缩短变宽,间歇期肌纤维不能恢复到原长度,经反复收缩,肌纤维越来越短,使宫腔内容积逐渐缩小,迫使胎先露部下降及宫颈管逐渐缩短直至消失,此为子宫肌纤维的缩复作用。

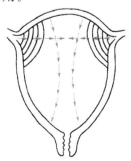

图10-2 子宫收缩力的对称性

(二)腹壁肌及膈肌收缩力

腹壁肌及膈肌收缩力是第二产程胎儿娩出时的重要辅助力量。当宫口开全后,胎先露部已降至阴道。每次宫缩时,前羊膜囊或胎先露部压迫盆底组织及直肠,反射性地引起排便动作。产妇表现为主动屏气,腹壁肌及膈肌收缩使腹内压增高,促使胎儿娩出。腹压是宫口开全后所必需的辅助力量,尤其在第二产程末配合有效的宫缩将顺利娩出胎儿。过早运用腹压易致产妇疲劳和宫颈水肿,使得产程延长。腹壁肌及膈肌收缩力在第三产程亦可迫使已剥离的胎盘尽早娩出,减少产后出血的发生。

(三)肛提肌收缩力

肛提肌收缩力可协助胎先露部在盆腔进行内旋转。当胎头枕部露于耻骨弓下时,能协助胎头仰伸及娩出;胎儿娩出后,当胎盘降至阴道时,能协助胎盘娩出。

二、产道

产道是胎儿娩出的通道,分为骨产道与软产道两部分。

(一)骨产道

骨产道指真骨盆。在分娩过程中几乎无变化,但其原有的大小、形状与分娩顺利与否关系密切。共分为 3 个平面,每个平面又由多条径线组成:

1. 骨盆入口平面

为骨盆腔上口,呈横椭圆形。其前方为耻骨联合上缘,两侧为髂耻缘,后方为骶岬上缘。有 4 条径线(图 10-3)。

(1)入口前后径:又称真结合径。耻骨联合上缘中点至骶岬上缘正中间的距离,正常值平均 11cm,其长短与胎先露衔接关系密切。

(2)入口横径:左右髂耻缘间的最大距离,正常值平均 13cm。

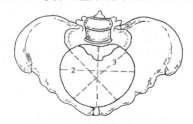 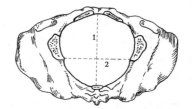

图 10-3　骨盆入口平面各径线　　　　图 10-4　中骨盆平面各径线

(3)入口斜径:左右各一。左骶髂关节至右髂耻隆突间的距离为左斜径;右骶髂关节至左髂耻隆突间的距离为右斜径,正常值平均 12.75cm。

2. 中骨盆平面

为骨盆最小平面,是骨盆腔最狭窄部分,呈前后径长的纵椭圆形。其前方为耻骨联合下缘,两侧为坐骨棘,后方为骶骨下端。有 2 条径线(图 10-4)。

(1)中骨盆前后径:耻骨联合下缘中点通过两侧坐骨棘连线中点至骶骨下端间的距离,正常值平均 11.5cm。

(2)中骨盆横径:又称坐骨棘间径。指两坐骨棘间的距离,正常值平均 10cm,其长短与胎先露内旋转关系密切。

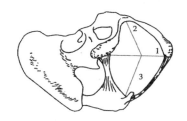

图 10-5　骨盆出口平面各径线(斜面观)

3.骨盆出口平面

为骨盆腔下口,由两个不在同一平面的三角形组成。其共同的底边称为坐骨结节间径。

前三角平面顶端为耻骨联合下缘,两侧为左右耻骨降支;后三角平面顶端为骶尾关节,两侧为左右骶结节韧带。有 4 条径线(图 10-5)。

(1)出口前后径:耻骨联合下缘至骶尾关节间的距离,正常值平均 11.5cm。

(2)出口横径:又称坐骨结节间径。指两坐骨结节末端内缘的距离,正常值平均 9cm,此径线与分娩关系密切。

(3)出口前矢状径:耻骨联合下缘中点至坐骨结节间径中点间的距离,正常值平均 6cm。

(4)出口后矢状径:骶尾关节至坐骨结节间径中点间的距离,正常值平均 8.5cm。若出口横径稍短,但出口横径与出口后矢状径之和>15cm 时,正常大小的胎头可通过后三角区经阴道娩出。

4.骨盆轴与骨盆倾斜度

(1)骨盆轴:连接骨盆各平面中点的假想曲线,称为骨盆轴。此轴上段向下向后,中段向下,下段向下向前。分娩时,胎儿沿此轴完成一系列分娩机制,助产时也应按骨盆轴方向协助胎儿娩出(图 10-6)。

(2)骨盆倾斜度:指妇女站立时,骨盆入口平面与地平面所形成的角度,一般为 60°。若骨盆倾斜度过大,势必影响胎头衔接和娩出(图 10-7)。

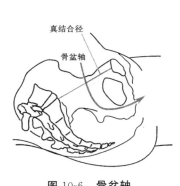

图 10-6　骨盆轴

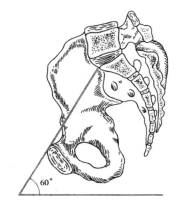

图 10-7　骨盆倾斜度

(二)软产道

软产道是由子宫下段、宫颈、阴道及骨盆底软组织构成的弯曲通道。

1.子宫下段的形成

由非妊娠时长约 1cm 的子宫峡部伸展形成。子宫峡部于妊娠 12 周后逐渐扩展成为宫腔一部分,至妊娠晚期被逐渐拉长形成子宫下段。临产后的规律宫缩使子宫下段进一步拉长达 7～10cm,肌壁变薄成为软产道的一部分。由于子宫肌纤维的缩复作用,子宫上段肌壁越来越厚,而下段肌壁被牵拉越来越薄(图 10-8),由于子宫上下段的肌壁厚薄不同,在两者间的子宫内面形成一环状隆起,称为生理缩复环(图 10-9)。正常情况下,此环不易自腹部见到。

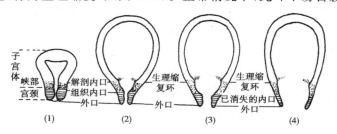

图 10-8 子宫下段形成及宫口扩张

2.宫颈的变化

(1)宫颈管消失:临产前的宫颈管长 2～3cm,初产妇较经产妇稍长。临产后规律宫缩牵拉宫颈内口的子宫肌纤维及周围韧带,加之胎先露部支撑使前羊膜囊呈楔状,致使宫颈内口水平的肌纤维向上牵拉,使宫颈管形成如漏斗状,此时宫颈外口变化不大,随后宫颈管逐渐短缩直至消失。初产妇多是宫颈管先短缩消失,继之宫口扩张;经产妇多是宫颈管短缩消失与宫口扩张同时进行(图 10-10)。

(2)宫口扩张:临产前,初产妇的宫颈外口仅容一指尖,经产妇能容一指。临产后,子宫收缩及缩复向上牵拉使得宫口扩张。由于子宫下段的蜕膜发育不良,胎膜容易与该处蜕膜分离而向宫颈管突出形成前羊膜囊,加之胎先露部衔接使前羊水滞留于前羊膜囊,协同扩张宫口。胎膜多在宫口近开全时自然破裂,破膜后,胎先露部直接压迫宫颈,扩张宫口的作用更明显。产程不断进展,当宫口开全(10cm)时,妊娠足月胎头方能通过。

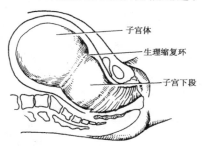

图 10-9 软产道在临产后的变化

3.骨盆底组织、阴道及会阴的变化

前羊膜囊及下降的胎先露部先扩张阴道上部,破膜后胎先露部下降直接压迫骨盆底,使软产道下段形成一个向前弯的长筒,前壁短后壁长,阴道外口开向前上方,阴道黏膜皱襞展平进一步使腔道加宽。肛提肌向下及向两侧扩展,肌束分开,肌纤维拉长,使 5cm 厚的会阴体变为 2～4mm,以利胎儿通过。阴道及骨盆底的结缔组织和肌纤维于妊娠期增生肥大,血管变粗,血运丰富,组织变软,具有更好的伸展性。分娩时,会阴体虽能承受一定压力,但如果保护不当,也易造成会阴裂伤。

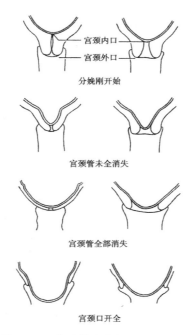

图 10-10　宫颈管消失与宫口扩张步骤

三、胎儿

胎儿能否顺利通过产道,还取决于胎儿大小、胎位及有无造成分娩困难的胎儿畸形。

(一)胎儿大小

胎儿大小是决定分娩难易的重要因素之一。胎儿过大致胎头径线大时,尽管骨盆大小正常,也可因相对性头盆不称造成难产。

1.胎头颅骨

由两块顶骨、额骨、颞骨及一块枕骨构成。颅骨间膜状缝隙为颅缝,两顶骨之间为矢状缝,顶骨与额骨之间为冠状缝,枕骨与顶骨之间为人字缝,颞骨与顶骨之间为颞缝,两额骨之间为额缝。两颅缝交界处较大空隙为囟门,位于胎头前方菱形为前囟(大囟门),位于胎头后方三角形为后囟(小囟门)(图 10-11)。颅缝与囟门均有软组织覆盖,使骨板有一定活动余地,胎头也有一定可塑性。在分娩过程中,通过颅骨轻度移位重叠使头颅变形,缩小体积,有利于胎头娩出。过熟儿胎头偏大,颅骨较硬,胎头不易变形,有时可致难产。

2.胎头径线

主要有:①双顶径(BPD):为两侧顶骨隆突间的距离,是胎头最大横径(图 10-11),临床常用 B 型超声检测此值判断胎儿大小,妊娠足月时平均约 9.3cm;②枕额径:为鼻根上方至枕骨隆突间的距离,胎头以此径衔接,妊娠足月时平均约 11.3cm;③枕下前囟径:又称小斜径,为前囟中央至枕骨隆突下方相连处之间的距离,胎头俯屈后以此径通过产道,妊娠足月时平均约 9.5cm;④枕颏径:又称大斜径,为颏骨下方中央至后囟顶部间的距离,妊娠足月时平均约

13.3cm。

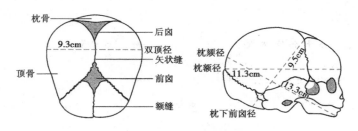

图 10-11　胎儿颅骨、颅缝、囟门及径线

(二)胎位

产道为一纵行管道。若为纵产式(头先露或臀先露),胎体纵轴与骨盆轴相一致,容易通过产道。头先露是胎头先通过产道,较臀先露容易娩出,矢状缝和囟门是确定胎位的重要标志。头先露时,由于分娩过程中颅骨重叠,使胎头变形、周径变小,有利于胎头娩出。臀先露时,较胎头周径小且软的胎臀先娩出,阴道扩张不充分,当胎头娩出时头颅又无变形机会,致使胎头娩出困难。肩先露时,胎体纵轴与骨盆轴垂直,分娩更困难,妊娠足月活胎不能通过产道,对母儿威胁极大。

(三)胎儿畸形

若有些胎儿畸形造成某一部位发育异常,如脑积水、联体儿等,由于胎头或胎体过大,故很难通过产道。

四、精神心理因素

虽然分娩是生理现象,但对于产妇确实是一种持久而强烈的应激源。分娩既可产生生理上的应激,也可产生精神心理上的应激。产妇一系列的精神心理因素,能够影响机体内部的平衡、适应力和健康。必须关注产妇精神心理因素对分娩的影响。相当数量的初产妇是通过各种渠道了解到有关分娩的负面信息,害怕和恐惧分娩过程,怕痛、怕出血、怕发生难产、怕自己不能坚持、怕胎儿性别不理想、怕胎儿畸形、怕有生命危险,致使临产后情绪紧张,常常处于焦虑、不安和恐惧的精神心理状态。常表现为听不进医护人员的解释,不配合相关的分娩动作。现已证实,产妇的这种情绪改变会使机体产生一系列变化,如心率加快、呼吸急促、肺内气体交换不足,致使子宫缺氧收缩乏力、宫口扩张缓慢、胎先露部下降受阻、产程延长、孕妇体力消耗过多,同时也促使其神经内分泌发生变化,交感神经兴奋,释放儿茶酚胺,血压升高,导致胎儿缺血缺氧,出现胎儿窘迫。

待产室陌生、孤独嘈杂的环境,加之逐渐变频变强的阵痛,均能加剧产妇自身的紧张与恐惧,因此,在分娩过程中,产科医护人员应耐心安慰产妇,告知分娩是生理过程,尽可能消除产妇焦虑和恐惧心情,保持良好的精神状态,鼓励孕妇进食及正常排便,保持体力,教会孕妇掌握分娩时必要的呼吸技术和躯体放松技术。开展家庭式产房,允许丈夫、家人或有经验的人员陪伴分娩,以精神上的鼓励、心理上的安慰、体力上的支持使产妇顺利度过分娩全过程。研究表明,陪伴分娩能缩短产程,减少产科干预,降低剖宫产率,减少围产期母儿病率等。

第三节　枕先露的分娩机制

分娩机制指胎儿先露部随骨盆各平面的不同形态,被动进行的一连串适应性转动,以其最小径线通过产道的全过程。临床上枕先露占95.55%～97.55%,以枕左前位最多见,故以枕左前位分娩机制为例说明。

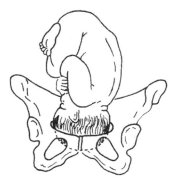

图 10-12　胎头衔接

1.衔接

胎头双顶径进入骨盆入口平面,胎头颅骨最低点接近或达到坐骨棘水平,称为衔接(图10-12)。胎头取半俯屈状态以枕额径进入骨盆入口,由于枕额径大于骨盆入口前后径,胎头矢状缝坐落在骨盆入口右斜径上,胎头枕骨在骨盆左前方。经产妇多在分娩开始后胎头衔接,部分初产妇可在预产期前1～2周内胎头衔接。若初产妇已临产而胎头仍未衔接,应警惕是否存在头盆不称。

2.下降

胎头沿骨盆轴前进的动作称为下降,是胎儿娩出的首要条件。下降动作贯穿于分娩全过程,与其他动作相伴随。下降动作呈间歇性,宫缩时胎头下降,间歇时胎头又稍回缩。促使先露下降的因素有:①宫缩时通过羊水传导,压力经胎轴传至胎头;②宫缩时宫底直接压迫胎臀;③宫缩时胎体伸直伸长;④腹肌收缩使腹压增加。初产妇胎头下降速度因宫口扩张缓慢和软组织阻力大较经产妇慢。临床上将胎头下降程度作为判断产程进展的重要标志,尤其在活跃晚期和第二产程。

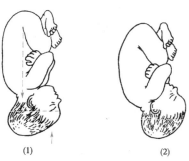

(1)　　　　　　　　　　(2)

图 10-13　胎头俯屈

3.俯屈

当胎头以枕额径进入骨盆腔降至骨盆底时,原处于半俯屈的胎头枕部遇肛提肌阻力,借杠杆作用进一步俯屈,使下颏靠近胸部,以最小的枕下前囟径取代较大的枕额径,变胎头衔接时的枕额周径(平均34.8cm)为枕下前囟周径(平均32.6cm)(图10-13),以适应产道形态,有利于胎头继续下降。

4.内旋转

胎头围绕骨盆纵轴向前旋转,使其矢状缝与中骨盆及骨盆出口前后径相一致的动作称为内旋转。内旋转从中骨盆平面开始至骨盆出口平面完成,以适应中骨盆及骨盆出口前后径大于横径的特点,有利于胎头下降。枕先露时,胎头枕部到达骨盆底最低位置,肛提肌收缩力将胎头枕部推向阻力小、部位宽的前方,枕左前位的胎头向前旋转45°[图10-14(1)]。胎头向前向中线旋转45°时,后囟转至耻骨弓下[图10-14(2)]。胎头于第一产程末完成内旋转动作。

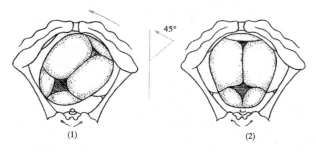

图10-14 胎头内旋转

5.仰伸

完成内旋转后,当完全俯屈的胎头下降达阴道外口时,宫缩和腹压继续迫使胎头下降,而肛提肌收缩力又将胎头向前推进。两者共同作用的合力使胎头沿骨盆轴下段向下向前的方向转向前,胎头枕骨下部达耻骨联合下缘时,以耻骨弓为支点,胎头逐渐仰伸,胎头顶、额、鼻、口、颏依次由会阴前缘娩出(图10-15)。当胎头仰伸时,胎儿双肩径沿左斜径进入骨盆入口。

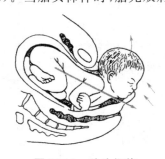

图10-15 胎头仰伸

6.复位及外旋转胎头娩出时,胎儿双肩径沿骨盆入口左斜径下降。胎头娩出后,为使胎头与胎肩恢复正常关系,胎头枕部再向左旋转45°,称为复位。胎肩在盆腔内继续下降,前(右)肩向前向中线旋转45°时,胎儿双肩径转成与骨盆出口前后径相一致的方向,胎头枕部则需在外继续向左旋转45。以保持胎头与胎肩的垂直关系,称为外旋转。(图10-16、图10-17)。

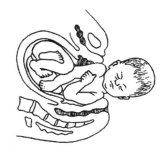

图 10-16　胎头外旋转

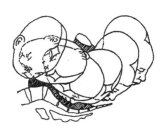

图 10-17　胎头娩出过程

7.胎肩及胎儿娩出

　　胎头完成外旋转后,胎儿前(右)肩在耻骨弓下先娩出[图 10-18(1)],随即后(左)肩从会阴前缘娩出[图 10-18(2)]。胎儿双肩娩出后,胎体及胎儿下肢随之取侧位顺利娩出。至此,胎儿娩出过程全部完成。

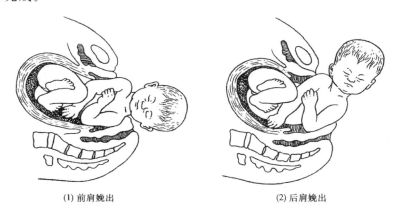

(1) 前肩娩出　　　　　　　　　　　　(2) 后肩娩出

图 10-18　胎肩娩出

　　必须指出:分娩机制各动作虽分别介绍,但却是连续进行的,下降动作始终贯穿于分娩始终。

第四节　先兆临产、临产与产程

　　分娩发动时,产妇出现各种症状,显示产程开始。

(一)先兆临产

出现预示不久将临产的症状,称为先兆临产。

1.假临产

　　孕妇在分娩发动前,常出现假临产。假临产的特点是:①宫缩持续时间短(<30 秒)且不恒定,间歇时间长且不规律,宫缩强度不增加;②宫缩时宫颈管不短缩,宫口不扩张;③常在夜间出现,清晨消失;④给予强镇静药物能抑制宫缩。

2.胎儿下降感

又称轻松感。多数孕妇自觉上腹部较前舒适,进食量较前增多,呼吸较前轻快,系胎先露部进入骨盆入口,使宫底位置下降而致。

3.见红

大多数孕妇在临产前 24～48 小时内(少数一周内),因宫颈内口附近的胎膜与该处的子宫壁剥离,毛细血管破裂有少量出血并与宫颈管内黏液栓相混,经阴道排出,称为见红,是分娩即将开始比较可靠的征象。若阴道流血量较多,超过平时月经量,不应视为见红,应考虑妊娠晚期出血,如前置胎盘、胎盘早剥等。

(二)临产的诊断

临产开始的标志为规律且逐渐增强的子宫收缩,持续约 30 秒,间歇 5～6 分钟,同时伴随进行性宫颈管消失、宫口扩张和胎先露部下降。用强镇静药物不能抑制宫缩。

(三)总产程及产程分期

总产程即分娩全过程,指从开始出现规律宫缩直到胎儿胎盘娩出的全过程。分为三个产程:

1.第一产程

又称宫颈扩张期。指临产开始直至宫口完全扩张即开全(10cm)为止。初产妇的宫颈较紧,宫口扩张缓慢,需 11～12 小时;经产妇的宫颈较松,宫口扩张较快,需 6～8 小时。

2.第二产程

又称胎儿娩出期。从宫口开全到胎儿娩出的全过程。初产妇需 1～2 小时,不应超过 2 小时;经产妇通常数分即可完成,也有长达 1 小时者,但不应超过 1 小时。

3.第三产程

又称胎盘娩出期。从胎儿娩出后到胎盘胎膜娩出,即胎盘剥离和娩出的全过程,需 5～15 分钟,不应超过 30 分钟。

第五节　第一产程的临床经过及处理

第一产程为宫颈扩张期,是产程的开始。在规律宫缩的作用下,宫口扩张和胎头下降。但与此同时,也可发生各种异常,须严密观察,确保产程进展顺利。

【临床表现】

1.规律宫缩

产程开始时,出现伴有疼痛的子宫收缩,习称"阵痛"。开始时宫缩持续时间较短(约 30 秒)且弱,间歇期较长(5～6 分钟)。随产程进展,持续时间渐长(50～60 秒)且强度增加,间歇期渐短(2～3 分钟)。当宫口近开全时,宫缩持续时间可达 1 分钟或更长,间歇期仅 1～2 分钟。

2.宫口扩张

宫口扩张是临产后规律宫缩的结果,通过阴道检查或肛诊,可以确定宫口扩张程度。当宫缩渐频并增强时,宫颈管逐渐短缩直至消失,宫口逐渐扩张。宫口于潜伏期扩张速度较慢,进入活跃期后加快,当宫口开全时,宫颈边缘消失,子宫下段及阴道形成宽阔筒腔,有利于胎儿通过。若宫口不能如期扩张,可能存在宫缩乏力、骨产道异常、胎位异常、头盆不称等原因。

3.胎头下降

胎头下降程度是决定胎儿能否经阴道分娩的重要观察指标。通过阴道检查或肛查,能够明确胎头颅骨最低点的位置,并能协助判断胎方位。

4.胎膜破裂

简称破膜,胎儿先露部衔接后,将羊水阻断为前后两部,在胎先露前面的羊水,称为前羊水,约 100ml,形成的前羊膜囊称为胎胞,宫缩时胎胞楔人宫颈管内,有助于扩张宫口。当羊膜腔内压力增加到一定程度时,胎膜自然破裂。正常破膜多发生在宫口近开全时。

【产程、母体观察及处理】

为了细致观察产程,做到检查结果记录及时,发现异常能尽早处理,目前多采用产程图(图10-19),产程图的横坐标为临产时间(小时),纵坐标左侧为宫口扩张程度(cm),纵坐标右侧为先露下降程度(cm),画出宫口扩张曲线和胎头下降曲线,使产程进展一目了然。

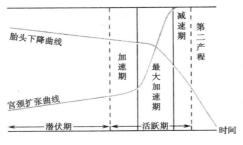

图 10-19　产程图

(一)产程必须观察项目和处理

1.子宫收缩

产程中必须连续定时观察并记录宫缩持续时间、间歇时间及强度,掌握其规律,指导产程进行。检测宫缩最简单的方法是助产人员将手掌放于产妇腹壁上,宫缩时宫体部隆起变硬,间歇期松弛变软。用胎儿监护仪描记宫缩曲线,可以看出宫缩强度、频率和每次宫缩持续时间,是反映宫缩的客观指标。监护仪有两种类型:

(1)外监护:临床最常用,适用于第一产程任何阶段。将宫缩压力探头固定在产妇腹壁宫体近官底部,连续描记 40 分钟。

(2)内监护:适用于胎膜已破、宫口扩张 1cm 及以上。将内电极固定在胎儿头皮上,测定宫腔静止压力及宫缩时压力变化,通过宫口进入羊膜腔内的塑料导管,导管内充满液体,外端连接压力探头记录宫缩产生的压力。所得结果较外监护准确,但有宫腔内感染、电极导致胎儿头皮损伤的缺点,临床较少使用。

2.胎心

胎心监测是产程中极为重要的观察指标。

(1)听诊器听取:有普通听诊器、木制胎心听诊器和电子胎心听诊器 3 种,现常使用电子胎心听诊器。胎心听取应在宫缩间歇时。潜伏期应每隔 1～2 小时听胎心一次,活跃期宫缩较频时,应每 15～30 分钟听胎心一次,每次听诊 1 分钟。此法能获得每分钟胎心率,但不能分辨胎心率变异、瞬间变化及其与宫缩、胎动的关系。

(2)使用胎儿监护仪:多用外监护描记胎心曲线。观察胎心率变异及其与宫缩、胎动的关系,观察时应每隔 15 分钟对胎心监护曲线进行评估,宫缩频时每隔 5 分钟评估 1 次。此法能较客观地判断胎儿在宫内的状态。

3.宫口扩张及胎头下降

描记宫口扩张曲线及胎头下降曲线,是产程图中重要的两项指标,表明产程进展情况,并能指导产程处理。

(1)宫口扩张曲线:将第一产程分为潜伏期和活跃期。潜伏期指从临产出现规律宫缩至宫口扩张 3cm。此期间扩张速度较慢,平均 2～3 小时扩张 1cm,需 8 小时,最大时限 16 小时。活跃期是指宫口扩张 3～10cm。目前国际上倾向于将宫口扩张 4cm 作为活跃期的起点,且不主张在 6cm 前过多干预产程。此期间扩张速度加快,需 4 小时,最大时限为 8 小时。活跃期又分为 3 期:加速期指宫口扩张 3～4cm,约需 1.5 小时;最大加速期指宫口扩张 4～9cm,约需 2 小时;减速期指宫口扩张 9～10cm,约需 30 分钟。

(2)胎头下降曲线:以胎头颅骨最低点与坐骨棘平面关系标明胎头下降程度。坐骨棘平面是判断胎头高低的标志。胎头颅骨最低点平坐骨棘平面时,以"0"表示;在坐骨棘平面上 1cm 时,以"-1"表示;在坐骨棘平面下 1cm 时,以"+1"表示,其余依此类推(图 10-20)。潜伏期胎头下降不显著,活跃期下降加速,平均下降 0.86cm/h,可作为估计分娩难易的有效指标。

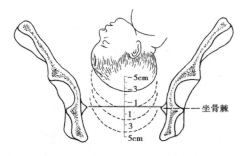

图 10-20　胎头高低的判定

4.胎膜破裂

胎膜多在宫口近开全时自然破裂,前羊水流出。一旦发现胎膜破裂,应立即听胎心,并观察羊水性状和流出量,有无宫缩,同时记录破膜时间。

5.阴道检查

阴道检查能直接触清宫口四周边缘,准确估计宫颈管消退、宫口扩张、胎膜破否、胎先露部及位置。若先露为头,还能了解矢状缝及囟门,确定胎方位,并可减少肛查时手指进出肛门次数以降低感染几率,因此阴道检查有取代肛门检查之趋势。但应注意,必须在严密消毒后进行。如宫口扩张及胎头下降程度不明、疑有脐带先露或脐带脱垂、轻度头盆不称经试产 4 小时,产程进展缓慢时,阴道检查尤为重要。

6.肛门检查

可适时在宫缩时进行。亦能了解宫颈软硬度、厚薄,宫口扩张程度,是否破膜,骨盆腔大小,确定胎方位以及胎头下降程度。肛查方法:产妇仰卧,两腿屈曲分开,检查前用消毒纸覆盖阴道口避免粪便污染。检查者右手示指戴指套蘸润滑剂伸入直肠内,拇指伸直,其余各指屈曲。示指向后触及尾骨尖端,了解尾骨活动度,再触摸两侧坐骨棘是否突出并确定胎头高低,然后用指端掌侧探查宫口,摸清其四周边缘,估计宫颈管消退和宫口扩张情况。宫口近开全时仅能摸到边缘。宫口开全时摸不到宫口边缘。未破膜者在胎头前方可触到有弹性的胎胞;已破膜者能触到胎头,若无胎头水肿,还能扪及颅缝及囟门位置,有助于确定胎方位。

(二)母体观察及处理

1.精神安慰

产妇的精神状态影响宫缩和产程进展。初产妇产程长,容易产生焦虑、紧张和急躁情绪,应安慰产妇并耐心讲解分娩是生理过程,使产妇与助产人员密切合作,以便能顺利分娩。若产妇于宫缩时喊叫不安,应在有宫缩时指导产妇进行深呼吸,或用双手轻揉下腹部。若腰骶部胀痛,用手拳压迫腰骶部常能减轻不适感。

2.血压

宫缩时血压常会升高 $5\sim10mmHg$,间歇期复原。产程中应每隔 $4\sim6$ 小时测量 1 次。发现血压升高,应增加测量次数并给予相应处理。

3.饮食与活动

为保证精力和体力充沛,应鼓励产妇少量多次进食,吃高热量易消化食物,注意摄入足够水分,必要时可静脉补液支持,以维持产妇体力。宫缩不强且未破膜时,产妇可在病室内走动,有助于加速产程进展。

4.排尿与排便

应鼓励产妇每 $2\sim4$ 小时排尿 1 次,以免膀胱充盈影响宫缩及胎头下降。每次腹部检查,应该触诊耻骨上区,以判断膀胱是否充盈。排尿困难者,必要时导尿。初产妇宫口扩张<4cm、经产妇<2cm 时,可行温肥皂水灌肠,既能清除粪便避免分娩时排便造成污染,又能通过反射作用刺激宫缩加速产程进展。但胎膜早破、阴道流血、胎头未衔接、胎位异常、有剖宫产史、宫缩强估计 1 小时内分娩及患严重心脏病等情况时不宜灌肠。

5.其他

用肥皂水和温开水清洗外阴;初产妇、有难产史的经产妇,应再次行骨盆外测量。

第六节 第二产程的临床经过及处理

第二产程是胎儿娩出期,应密切观察产程和正确接产,使胎儿顺利娩出。

【临床表现】

胎膜大多自然破裂。若仍未破膜,且影响胎头下降,应行人工破膜。破膜后,宫缩常暂时停止,产妇略感舒适,随后重现宫缩且较前增强,每次持续 1 分钟或更长,间歇 $1\sim2$ 分钟。当胎头降至骨盆出口压迫骨盆底组织时,产妇有排便感,不自主地向下屏气。随产程进展,会阴体渐膨隆和变薄,肛门括约肌松弛。宫缩时胎头露出于阴道口,露出部分不断增大,宫缩间歇期,胎头又缩回阴道内,称为胎头拨露。当胎头双顶径越过骨盆出口,宫缩间歇时胎头不再回缩,称为胎头着冠(crowning of head)(图10-21)。此时会阴极度扩张,产程继续进展,胎头的枕骨于耻骨弓下露出,出现仰伸动作,胎儿额、鼻、口、颏部相继娩出。胎头娩出后,接着出现胎头复位及外旋转,随后前肩和后肩也相继娩出,胎体很快顺利娩出,后羊水随之涌出。经产妇的第二产程短,有时仅需几次宫缩即可完成上述动作。

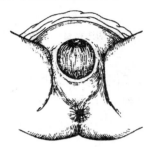

图 10-21　胎头着冠

【观察产程及处理】

1.密切监测胎心

第二产程宫缩频而强,需密切监测胎儿有无急性缺氧,应勤听胎心,每5～10分钟听1次胎心,有条件时应用胎儿监护仪监测。若发现胎心减慢,应立即行阴道检查,尽快结束分娩。

2.指导产妇屏气

正确使用腹压是缩短第二产程的关键,但个别产妇不会正确地向下用力,因此,应该指导她们双足蹬在产床上,两手握产床把手,宫缩时深吸气屏住,然后如排便样向下屏气增加腹压。宫缩间歇时,产妇呼气并使全身肌肉放松。如此反复屏气,能加速产程进展。

3.接产准备

当初产妇宫口开全、经产妇宫口扩张4cm且宫缩规律有力时,应将产妇送至分娩室,作好接产准备工作。让产妇仰卧于产床(少数坐于特制产椅上行坐位分娩),两腿屈曲分开露出外阴部,在臀下放便盆或塑料布,用消毒纱球蘸肥皂水擦洗外阴部,顺序是大阴唇、小阴唇、阴阜、大腿内上1/3、会阴及肛门周围,然后用温开水冲掉肥皂水。用消毒干纱球盖住阴道口,防止冲洗液流入阴道。最后用聚维酮碘消毒,取下阴道口纱球和臀下便盆或塑料布,铺无菌巾于臀下。接产者准备接产。

4.接产

(1)会阴撕裂诱因:会阴水肿、会阴过紧缺乏弹性、耻骨弓过低、胎儿过大、胎儿娩出过快等均易造成会阴撕裂。接产者在接产前应作出正确判断。

(2)接产要领:保护会阴并协助胎头俯屈,让胎头以最小径线(枕下前囟径)在宫缩间歇时缓慢通过阴道口,这是预防会阴撕裂的关键,产妇屏气必须与接产者配合。胎肩娩出时也要注意保护好会阴。

(3)接产步骤:接产者站在产妇右侧,当胎头拨露使阴唇后联合紧张时,开始保护会阴。方法是:在会阴部铺盖无菌巾,接产者右肘支在产床,右手拇指与其余四指分开,利用手掌大鱼际肌顶住会阴部。每当宫缩时应向上向内方托压,左手同时应下压胎头枕部,协助胎头俯屈和使胎头缓慢下降[图10-22(1)]。宫缩间歇时,保护会阴的右手稍放松,以免压迫过久过紧引起会阴水肿。当胎头枕部在耻骨弓下露出时,左手应按分娩机制协助胎头仰伸[图10-22(2)]。此时若宫缩强,应嘱产妇呼气消除腹压,并嘱产妇在宫缩间歇时稍向下屏气,使胎头缓慢娩出,以免过强的产力造成会阴撕裂。若胎头娩出发现脐带绕颈一周且较松时,可用手将脐带顺胎肩推上或从胎头退下,若脐带绕颈过紧或绕颈两周及两周以上,应快速松解脐带,立刻用两把血管钳夹住一段脐带从中间剪断,注意勿伤及胎儿颈部(图10-23)。

胎头娩出后,右手仍应注意保护会阴,不要急于娩出胎肩,而应先以左手自鼻根向下颌挤压,挤出口鼻内的黏液和羊水,以减少胎儿胸部娩出后吸入羊水和血液,然后协助胎头复位及外旋转,使胎儿双肩径与骨盆出口前后径相一致。接产者左手向下轻压胎儿颈部,协助前肩从耻骨弓下先娩出[图10-22(3)],再托胎颈向上使后肩从会阴前缘缓慢娩出[图10-22(4)]。双肩娩出后,保护会阴的右手方可放松,然后双手协助胎体及下肢相继以侧位娩出。

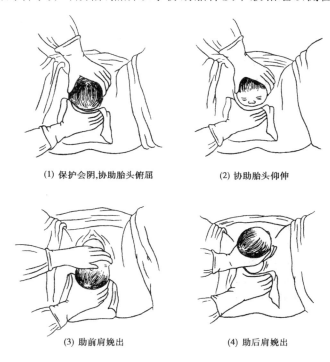

(1) 保护会阴,协助胎头俯屈　　(2) 协助胎头仰伸

(3) 助前肩娩出　　(4) 助后肩娩出

图 10-22　接产步骤

(4)会阴切开指征:会阴过紧或胎儿过大,估计分娩时会阴撕裂难以避免者或母儿有病理情况急需结束分娩者。

(5)会阴切开术:包括会阴后,侧切开术和会阴正中切开术。

1)会阴左侧后.侧切开术:阴部神经阻滞及局部浸润麻醉生效后,术者于宫缩时以左手示、中两指伸入阴道内,撑起左侧阴道壁,右手用钝头直剪自会阴后联合中线向左侧45°(会阴高度膨隆为60°～70°)剪开会阴,长4～5cm。切开后用纱布压迫止血。胎盘娩出后即刻缝合。

2)会阴正中切开术:局部浸润麻醉后,术者于宫缩时沿会阴后联合正中垂直剪开2cm。此法优点为剪开组织少、出血不多、术后组织肿胀及疼痛轻微,切口愈合快;缺点为切口有自然延长撕裂至肛门括约肌的危险。胎儿大、接产技术不熟练者不宜采用。

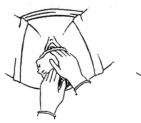 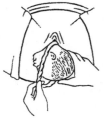 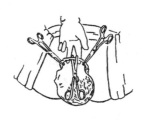

(1) 将脐带顺肩部推上　　(2) 把脐带从头上退下　　(3) 用两把血管钳夹住, 从中间剪断

图 10-23　脐带绕颈的处理

第七节　第三产程的临床经过及处理

第三产程是胎盘娩出期,正确处理娩出的新生儿、仔细检查胎盘完整性及预防产后出血等均是该期的内容。

【临床表现】

胎儿娩出后,宫底降至脐平,产妇略感轻松,宫缩暂停数分钟后再次出现。由于宫腔容积突然明显缩小,胎盘不能相应缩小与子宫壁发生错位而剥离,剥离面出血形成胎盘后血肿。子宫继续收缩,剥离面积继续扩大,直至胎盘完全剥离而娩出。胎盘剥离征象有:①宫体变硬呈球形,卜段被扩张,宫体呈狭长形被推向上,官底升高达脐上(图10-24);②剥离的胎盘降至子宫下段,阴道口外露的一段脐带自行延长;③阴道少量流血;④接产者用手掌尺侧在产妇耻骨联合上方轻压子宫下段时,官体上升而外露的脐带不再回缩。胎盘剥离及排出方式有两种:①胎儿面娩出式:多见,胎盘从中央开始剥离,而后向周围剥离,其特点是胎盘胎儿面先排出,随后见少量阴道流血;②母体面娩出式:少见,胎盘从边缘开始剥离,血液沿剥离面流出,其特点是胎盘母体面先排出,胎盘排出前先有较多量阴道流血。

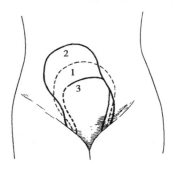 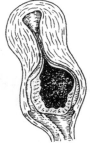 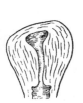

(1) 胎盘剥离开始　　(2) 胎盘降至子宫下段　　(3) 胎盘娩出后

图 10-24　胎盘剥离时子宫的形状

【处理】

1.新生儿处理

(1)清理呼吸道:胎儿胸部娩出,应迅速擦拭新生儿面部,断脐后,吸除口鼻中的黏液。以免发生吸入性肺炎。当确认呼吸道通畅而仍未啼哭时,可用手轻拍新生儿足底。新生儿大声啼哭后即可处理脐带。

(2)处理脐带:用两把血管钳钳夹脐带,两钳相隔 2~3cm,在其中间剪断。用 75% 乙醇消毒脐带根部及其周围,在距脐根 0.5cm 处用无菌粗线结扎第一道,再在结扎线外 0.5cm 处结扎第二道,在第二道结扎线外 0.5cm 处剪断脐带,挤出残余血液,用 5% 聚维酮碘溶液或 75% 乙醇消毒脐带断面,待脐带断面干后,以无菌纱布覆盖,再用脐带布包扎。需要注意的是必须扎紧脐带防止出血,又要避免用力过猛造成脐带断裂;消毒时药液不可接触新生儿皮肤,以免皮肤灼伤;处理脐带时新生儿要保暖。目前常用气门芯、脐带夹、血管钳等方法取代双重结扎脐带法,均有脐带脱落早和感染发生率低的效果。

(3)新生儿阿普加评分及其意义:虽然判断新生儿窒息及严重程度有多种方法,但目前仍普遍采用新生儿阿普加评分法。该评分法是以出生后 1 分钟内的心率、呼吸、肌张力、喉反射及皮肤颜色 5 项体征为依据,每项为 0~2 分,满分为 10 分(表 10-1)。8~10 分属正常新生儿。4~7 分为轻度窒息,又称青紫窒息,需清理呼吸道、人工呼吸、吸氧、用药等措施才能恢复。0~3 分为重度窒息,又称苍白窒息,缺氧严重需紧急抢救,行直视下喉镜气管内插管并给氧。对缺氧较严重的新生儿,应在出生后 5 分钟、10 分钟时再次评分,直至连续两次评分均≥8 分。1 分钟评分是出生当时的情况,反映在宫内的情况;5 分钟及以后评分是反映复苏效果,与预后关系密切。新生儿阿普加评分以呼吸为基础,皮肤颜色最灵敏,心率是最终消失的指标。临床恶化顺序为皮肤颜色→呼吸→肌张力→反射→心率。复苏有效顺序为心率→反射→皮肤颜色→呼吸→肌张力。肌张力恢复越快,预后越好。

表 10-1 新生儿阿普加评分法

体征	0	1	2
心率	无	<100 次/分	≥100 次/分
呼吸	无	慢,不规律	规则,啼哭
肌张力	瘫软	四肢稍曲	活动活跃
反射	无反应	皱眉	哭声响亮
皮肤颜色	青紫、苍白	躯体红润,四肢青紫	全身红润

(4)处理新生儿:擦净新生儿足底胎脂,打新生儿足印及产妇拇指印于新生儿病历上。对新生儿做详细体格检查,系以标明新生儿性别、体重、出生时间、母亲姓名和床号的手腕带和包被。将新生儿抱给母亲,进行首次吸吮乳头。

2.协助胎盘娩出

正确处理胎盘娩出,能够减少产后出血的发生。接产者不应在胎盘尚未完全剥离时用力按揉、下压宫底或牵拉脐带,以免引起胎盘部分剥离而出血或拉断脐带,甚至造成子宫内翻。

当确认胎盘已完全剥离时,于宫缩时以左手握住宫底(拇指置于子宫前壁,其余 4 指放在子宫后壁)并按压,同时右手轻拉脐带,协助娩出胎盘。当胎盘娩出至阴道口时,接产者用双手捧住胎盘,向一个方向旋转并缓慢向外牵拉,协助胎盘胎膜完整剥离排出(图 10-25)。若发现胎膜部分断裂,用血管钳夹住断裂上端的胎膜,再继续向原方向旋转,直至胎膜完全排出。仔细检查胎盘的母体面,确定没有胎盘成分遗留。胎盘胎膜排出后,按摩子宫刺激其收缩以减少出血,同时注意观察并测量出血量。

3.检查胎盘、胎膜

将胎盘铺平,先检查胎盘母体面胎盘小叶有无缺损。疑有缺损用 Kustner 牛乳测试法,从脐静脉注入牛乳,若见牛乳自胎盘母体面溢出,则溢出部位为胎盘小叶缺损部位。然后将胎盘提起,检查胎膜是否完整,再检查胎盘胎儿面边缘有无血管断裂,能够及时发现副胎盘。副胎盘为一小胎盘,与正常胎盘分离,但两者间有血管相连(图 10-26)。若有副胎盘、部分胎盘残留或大部分胎膜残留时,应在无菌操作下徒手入宫腔取出残留组织。若手取胎盘困难,用大号刮匙清宫。若确认仅有少许胎膜残留,可给予子宫收缩剂待其自然排出。

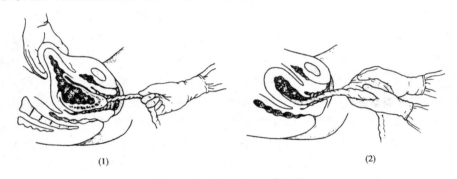

(1)   (2)

图 10-25　协助胎盘胎膜娩出

4.检查软产道

胎盘娩出后,应仔细检查会阴、小阴唇内侧、尿道口周围、阴道、阴道穹隆及宫颈有无裂伤。若有裂伤,应立即缝合。

5.预防产后出血

正常分娩出血量多不超过 300ml。遇有产后出血高危因素(有产后出血史、分娩次数≥5次、多胎妊娠、羊水过多、巨大儿、滞产等)产妇,可在胎儿前肩娩出时静注缩宫素 10～20U,也可在胎儿前肩娩出后立即肌内注射缩宫素 10U 或缩宫素 10U 加于 0.9％氯化钠注射液 20ml 内静脉快速注入,均能促使胎盘迅速剥离减少出血。若胎盘未完全剥离而出血多时,应行手取胎盘术。若第三产程超过 30 分钟,胎盘仍未排出且出血不多时,应排空膀胱后,再轻轻按压子宫及静注子宫收缩剂,仍不能使胎盘排出时,应行手取胎盘术。若胎盘娩出后出血较多时,可经下腹部直接在宫体肌壁内或肌内注射麦角新碱 0.2～0.4mg,并将缩宫素 20U 加于 5％葡萄糖液 500ml 内静脉滴注。

[附]手取胎盘术

若检查发现宫颈内口较紧者,应肌内注射阿托品 0.5mg 及哌替啶 100mg。术者更换手术衣及手套,外阴再次消毒后,将一手手指并拢呈圆锥状直接伸入宫腔,手掌面向着胎盘母体面

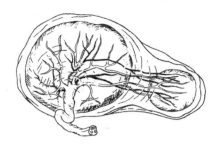

图 10-26　副胎盘

手指并拢以手掌尺侧缘缓慢将胎盘从边缘开始逐渐自子宫壁分离,另手在腹部协助按压宫底(图 10-27)。待确认胎盘已全部剥离方可取出胎盘。取出后应立即肌内注射子宫收缩剂。操作必须轻柔,避免暴力强行剥离或用手指抓挖子宫壁,防止子宫破裂。若找不到疏松的剥离面无法分离者,可能是胎盘植入,不应强行剥离。取出的胎盘应立即检查是否完整。若有缺损,应再次徒手伸入宫腔,清除残留胎盘及胎膜,但应尽量减少进入宫腔操作的次数。

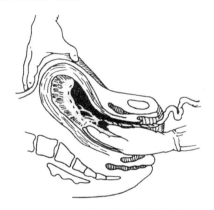

图 10-27　协助胎盘胎膜娩出

第八节　分娩镇痛

　　分娩时的剧烈疼痛可以导致体内一系列神经内分泌反应,使产妇发生血管收缩、胎盘血流减少、酸中毒等,对产妇及胎儿产生不良影响,因此良好的分娩镇痛非常有意义。

　　理想的分娩镇痛标准:①对产妇及胎儿副作用小;②药物起效快,作用可靠,便于给药;③避免运动阻滞,不影响宫缩和产妇运动;④产妇清醒,能配合分娩过程;⑤能满足整个产程镇痛要求。分娩疼痛主要来自子宫收缩、宫颈扩张、盆底组织受压、阴道扩张、会阴伸展,其主要感觉神经传导至胸 11~骶 4 脊神经后,经脊髓上传至大脑痛觉中枢,因此阴道分娩镇痛需将神经阻滞范围控制在胸 11~骶 4 之间。

　　目前常用的分娩镇痛药物包括:①麻醉性镇痛药芬太尼、舒芬太尼和瑞芬太尼;②局麻药利多卡因、布比卡因和罗哌卡因;③吸入麻醉药氧化亚氮。这些药物均能通过胎盘进入胎儿体内。芬太尼和舒芬太尼可直接作用于椎管内阿片受体,也可通过全身吸收作用于中枢阿片受体;瑞芬太尼是短效麻醉性镇痛药,仅用于产妇静脉自控镇痛。提高痛阈,抑制痛觉,但因剂量过大,对胎儿呼吸有抑制作用,分娩镇痛时适宜椎管内小剂量持续给药。局麻药利多卡因、布比卡因和罗哌卡因直接作用于脊髓或神经根,镇痛确切,并能保持产妇清醒,不易对胎儿呼吸产生抑制作用,但浓度过高影响下肢运动,分娩镇痛时采用低浓度(0.04%～0.1%)为合适。目前临床上常将小剂量麻醉性镇痛药和低浓度局麻药联合用于腰麻或硬膜外镇痛,这两类药物复合使用镇痛好,互补可减少麻醉性镇痛药剂量和降低局麻药浓度,并进一步降低母体低血压、瘙痒和胎儿呼吸抑制的可能,是目前首选的分娩镇痛药物组合。吸入性麻醉药氧化亚氮储存于压力罐中,经减压和流量挥发器给予面罩吸入,浓度为40%～50%,应用时需防止产妇缺氧或过度通气,其优点是无需特殊的麻醉操作,使用方便,缺点是镇痛不全和产房环境污染较大。

分娩镇痛的方法包括:①连续硬膜外镇痛:指经硬膜外途径连续输入低浓度的局麻药(0.04%～0.1%布比卡因或罗哌卡因)和小剂量麻醉性镇痛药(如芬太尼 $1～2\mu g/ml$ 或 $0.25～1\mu g/ml$),每小时 $6～12ml$。其优点为镇痛平面恒定,镇痛效果确切,绝大部分情况能将模糊视觉疼痛(VAS)评分降至 3 以内,对下肢运动影响轻微,母婴耐受良好;缺点是产程中镇痛需求发生变化时,难以及时调整给药量。②产妇自控硬膜外镇痛:易于掌握用药剂量、便于自行给药为其优点,能减少用药剂量,从而减轻相应的副作用。③腰麻,硬膜外联合阻滞:腰麻给药采用 $10～20\mu g$ 芬太尼或舒芬太尼 $8～10\mu g$ 单独或复合布比卡因或罗哌卡因 $0.5～2mg$。腰麻能维持镇痛 $1～1.5$ 小时,腰麻作用减退时需要开始连续硬膜外镇痛。第二产程宫缩强烈时,往往需要增加局麻药浓度。该方法优点是镇痛起效快,用药剂量少。缺点是腰麻时局麻药常常暂时影响下肢运动,麻醉性镇痛药也可引起暂时性瘙痒。④微导管连续腰麻镇痛:用 28G 导管将舒芬太尼和布比卡因按比例注入蛛网膜下腔镇痛。⑤产妇自控静脉瑞芬太尼镇痛:采用静脉镇痛泵产妇疼痛时,按压静脉输入瑞芬太尼,产生中枢镇痛作用。优点是对腹肌和下肢肌力无影响,产力正常。⑥氧化亚氮吸入镇痛。上述镇痛方法均适用于第一、二产程。

分娩镇痛时机:产妇进入临产至第二产程均可用药。目前认为在没有分娩镇痛禁忌的产妇,当开始规律宫缩,疼痛 VAS 评分>3 时即可开始分娩镇痛。在产程过程中,只要产妇提出要求,排除分娩镇痛禁忌,均可给予镇痛。

分娩镇痛的适应证:①无剖宫产适应证;②无硬膜外禁忌证;③产妇志愿。

分娩镇痛的禁忌证:①产妇拒绝;②凝血功能障碍、接受抗凝治疗期间;③局部皮肤感染和伞身感染未控制;④产妇难治性低血压及低血容量、显性或隐性大出血;⑤原发性或继发性宫缩乏力和产程进展缓慢;⑥对所使用的药物过敏;⑦已经过度镇静;⑧伴严重的基础疾病,包括神经系统严重病变引起的颅内压增高、严重主动脉瓣狭窄和肺动脉高压、上呼吸道水肿等。

第十一章 异常分娩

异常分娩又称难产,其影响因素包括产力、产道、胎儿及精神心理因素,这些因素既相互影响又互为因果关系。任何一个或一个以上的因素发生异常及四个因素间相互不能适应,而使分娩进程受到阻碍,称异常分娩。出现异常分娩时,必须综合分析,及时做出正确判断,恰当处理,保证分娩顺利和母胎安全。

第一节 产力异常

产力是分娩的动力,产力中以子宫收缩力为主,子宫收缩力贯穿于分娩全过程。在分娩过程中,子宫收缩的节律性、对称性及极性不正常或强度、频率有改变,称子宫收缩力异常,简称产力异常。临床上子宫收缩力异常分为子宫收缩乏力(简称宫缩乏力)和子宫收缩过强(简称宫缩过强)两类,每类又分为协调性子宫收缩和不协调性子宫收缩(图 11-1)。

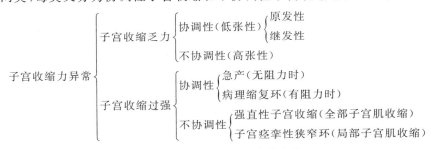

图 11-1 子宫收缩力异常的分类

一、子宫收缩乏力

【病因】

子宫收缩乏力多由几种因素引起,常见的原因如下:

1.头盆不称或胎位异常

由于胎儿先露部下降受阻,不能紧贴子宫下段及宫颈内口,不能引起反射性子宫收缩,导致继发性宫缩乏力。

2.子宫局部因素

子宫肌纤维过度伸展(如多胎妊娠、巨大胎儿、羊水过多等)使子宫肌纤维失去正常收缩能力。高龄产妇、经产妇(multipara)或宫内感染者、子宫肌纤维变性、结缔组织增生而影响子宫收缩。子宫发育不良、子宫畸形、子宫肌瘤等,均可引起原发性宫缩乏力。

3.精神因素

产妇恐惧及精神过度紧张使大脑皮质功能紊乱,待产时间长、睡眠减少、疲乏、膀胱充盈、临产后进食不足以及过多地消耗体力、水及电解质紊乱,均可导致宫缩乏力。

4.内分泌失调

临产后产妇体内缩宫素、乙酰胆碱和前列腺素合成与释放不足,或子宫对这些促进子宫收缩的物质敏感性降低,以及雌激素不足致缩宫素受体量少,均可导致宫缩乏力。胎儿肾上腺发育未成熟时,胎儿胎盘单位合成与分泌硫酸脱氢表雄酮量少,致宫颈成熟度欠佳,亦可引起原发性宫缩乏力。

5.药物影响

产程早期使用大剂量解痉、镇静、镇痛剂及宫缩抑制剂如硫酸镁、哌替啶、吗啡、盐酸利托君等,可以使宫缩受到抑制。

【临床表现及诊断】

1.协调性子宫收缩乏力

其特点为子宫收缩具有正常的节律性、对称性和极性,但收缩力弱,低于原单位,持续时间短,间歇期长且不规律,宫缩<2次/10分钟。当宫缩高峰时,宫体隆起不明显,用手指压宫底部肌壁仍可出现凹陷。协调性宫缩乏力多属继发性宫缩乏力,即产程早期宫缩正常,于第一产程活跃期后期或第二产程时宫缩减弱,常见于中骨盆与骨盆出口平面狭窄,胎先露部下降受阻,持续性枕横位或枕后位等。此种宫缩乏力对胎儿影响不大。

2.不协调性宫缩乏力

其特点为子宫收缩的极性倒置,宫缩的兴奋点不是起自两侧宫角部,而是来自子宫下段的一处或多处冲动,子宫收缩波由下向上扩散,收缩波小而不规律,频率高,节律不协调,宫缩时宫底部不强,而是子宫下段强,宫缩间歇期子宫壁也不完全松弛,这种宫缩不能使宫口如期扩张,不能使胎先露部如期下降,属于无效宫缩。此种宫缩乏力多属于原发性宫缩乏力,即产程一开始就出现宫缩乏力,故需与假临产鉴别。鉴别方法是给予镇静剂如哌替啶100mg肌内注射,能使宫缩停止者为假临产,不能使宫缩停止者为原发性宫缩乏力。这些产妇往往有头盆不称和胎位异常,使胎先露部不能紧贴子宫下段及宫颈内口,不能引起反射性子宫收缩。产妇自觉下腹部持续疼痛、拒按,烦躁不安,严重者出现脱水、电解质紊乱、肠胀气、尿潴留,胎盘—胎儿循环障碍,出现胎儿宫内窘迫。产科检查:下腹部有压痛,胎位触不清,胎心不规律,宫口扩张早期缓慢或停滞,潜伏期延长,胎先露部下降延缓或停滞。

【对母儿影响】

1.对产妇的影响

由于产程延长,产妇休息不好,进食少,精神与体力消耗,可出现疲乏无力、肠胀气、排尿困难等,严重时可引起脱水、酸中毒、低钾血症,影响子宫收缩,手术产率升高。第二产程延长,膀胱被压迫于胎先露部(特别是胎头)与耻骨联合之间,可导致组织缺血、水肿、坏死,形成膀胱阴道瘘或尿道阴道瘘。胎膜早破以及频繁阴道检查增加感染机会。产后宫缩乏力容易引起产后出血,并使产褥感染率增加。

2.对胎儿的影响

宫缩乏力导致产程延长,胎头和脐带受压时间过久,易发生胎儿窘迫。同时由于手术助产率升高,致新生儿产伤、窒息、颅内出血及吸入性肺炎等发生率增加。不协调性宫缩乏力不能使子宫壁完全放松,对胎盘.胎儿循环影响大,容易发生胎儿宫内窘迫。

【预防】

应对孕妇进行产前教育,进入产程后重视消除产妇不必要的思想顾虑和恐惧心理,使孕妇了解分娩是生理过程,增强其对分娩的信心。开展陪伴分娩或家属陪伴分娩,有助于消除产妇的紧张情绪,可预防精神紧张所致的宫缩乏力。分娩前鼓励多进食,必要时静脉补充营养。避免过多使用镇静药物,注意检查有无头盆不称等。注意及时排空直肠和膀胱,必要时可导尿。

【处理】

1.协调性宫缩乏力

不论是原发性还是继发性宫缩乏力,首先应寻找原因,检查有无头盆不称与胎位异常,阴道检查了解宫颈扩张和胎先露部下降情况。若发现有头盆不称或胎位异常,估计不能经阴道分娩者,应及时行剖宫产术;若判断无头盆不称和胎位异常,估计能经阴道分娩者,应采取加强宫缩的措施。

(1)第一产

1)一般处理:消除产妇对分娩的顾虑和紧张情绪,指导其休息、饮食及大小便,注意补充营养与水分。不能进食者静脉补充营养,排尿困难时应及时导尿。破膜12小时以上应给予抗生素预防感染。

2)加强子宫收缩:经上述一般处理,子宫收缩力仍弱,诊断为协调性宫缩乏力,产程无明显进展,可选用下列方法加强宫缩:

①人工破膜:宫口扩张≥3cm、无头盆不称、胎头已衔接而产程延缓者,可行人工破膜。破膜后,胎头直接紧贴子宫下段及宫颈内口,引起反射性子宫收缩,加速产程进展。破膜前必须检查有无脐带先露,破膜应在宫缩间歇期进行。破膜后术者手指应停留在阴道内,经过1～2次宫缩待胎头入盆后,术者再将手指取出,以免脐带脱垂,同时观察羊水量、性状和胎心变化。破膜后宫缩仍不理想,可用缩宫素静脉滴注加强宫缩。

②缩宫素静脉滴注:适用于协调性宫缩乏力、宫口扩张≥3cm、胎心良好、胎位正常、头盆相称者。原则是以最小浓度获得最佳宫缩,一般将缩宫素2.5U加于0.9%生理盐水500ml内,使每滴液含缩宫素0.33mU,从4～5滴/分即1～2mU/min开始,根据宫缩强弱进行调整,调整间隔为15～30分钟,每次增加1～2mU/min为宜,最大给药剂量通常不超过20mU/min(60滴/分),维持宫缩时宫腔内压力达50～60mmHg,宫缩间隔2～3分钟,持续40～60秒。对于不敏感者,可酌情增加缩宫素剂量。

应用缩宫素时,应有医师或助产士在床旁守护,监测宫缩、胎心、血压及产程进展等状况。评估宫缩强度的方法有3种:①触诊子宫;②电子胎儿监护;③宫腔内导管测量子宫收缩力,计算Montevideo单位(MU),MU的计算是将10分钟内每次宫缩产生的压力(mmHg)相加而得,假如10分钟内有4次宫缩,每次宫缩的压力分别为52、57、48和60mmHg,则宫缩强度为217MU。一般临产时宫缩强度为80～120MU,活跃期宫缩强度为200～250MU,应用缩宫素促进宫缩时必须达到200～300MU时,才能引起有效宫缩。若10分钟内宫缩≥5次、宫缩持续1分钟以上或胎心率异常,应立即停止滴注缩宫素。外源性缩宫素在母体血中的半衰期为1～6分钟,故停药后能迅速好转,必要时加用镇静剂。若发现血压升高,应减慢滴注速度。由于缩宫素有抗利尿作用,水的重吸收增加,可出现尿少,需警惕水中毒的发生。有明显产道梗阻或伴瘢痕子宫者亦不宜应用。

③地西泮静脉推注:地西泮能使宫颈平滑肌松弛,软化宫颈,促进宫口扩张,适用于宫口扩张缓慢及宫颈水肿时。常用剂量为 10mg,缓慢静脉推注,与缩宫素联合应用效果更佳。

加强宫缩前需要评估宫缩的频率,持续时间及强度。同时行阴道检查,了解宫颈口的扩张情况、长度、软硬程度、位置及先露部的位置。临床上常用 Bishop 评分法(Bishop score)了解宫颈成熟度,判断引产和加强宫缩的成功率(表 11-1),满分为 13 分,≥10 分均成功,7~9 分的成功率为 80%,4~6 分成功率为 50%,≤3 分多失败。

表 11-1 Bishop 评分法

指标	分数			
	0	1	2	3
宫口开大(cm)	0	1~2	3~4	≥5
宫颈管消退(%)(未消退为 3cm)	0~30	40~50	60~70	≥80
先露位置(坐骨棘水平=0)	-3	-2	-1~0	+1+2
宫颈硬度	硬	中	软	
宫口位置	后	中	前	

经上述处理,试产 2~4 小时产程仍无进展或出现胎儿窘迫征象时,应及时行剖宫产术。

(2)第二产程:若无头盆不称,于第二产程期间出现宫缩乏力时,也应加强宫缩,给予缩宫素静脉滴注促进产程进展。若胎头双顶径已通过坐骨棘平面,等待自然分娩,或行会阴后,侧切开以产钳助产术或胎头吸引术结束分娩;若胎头仍未衔接或出现胎儿窘迫征象时,应行剖宫产术。

(3)第三产程:为预防产后出血,当胎儿前肩娩出时,可静脉推注缩宫素 10U,并同时给予缩宫素 10~20U 静脉滴注,加强子宫收缩,促使胎盘剥离与娩出及子宫血窦关闭。产程长、破膜时间长,给予抗生素预防感染。

2.不协调性宫缩乏力

处理原则是调节子宫收缩,恢复正常节律性和极性。给予镇静剂哌替啶 100mg、吗啡 10mg 肌内注射或地西泮 10mg 静脉推注,使产妇充分休息,醒后不协调性宫缩多能恢复为协调性宫缩。在宫缩恢复协调性之前,严禁应用缩宫素。若经上述处理,不协调性宫缩未能得到纠正,或出现胎儿窘迫征象,或伴有头盆不称和胎位异常,应行剖宫产术。若不协调性宫缩已被纠正,但宫缩仍较弱时,按协调性宫缩乏力处理。

二、子宫收缩过强

(一)协调性子宫收缩过强

【临床表现及诊断】

子宫收缩的节律性、对称性和极性均正常,仅子宫收缩力过强、过频(10 分钟内宫缩≥5 次),宫腔压力≥60mmHg。宫口扩张速度≥5cm/h(初产妇)或 10cm/h(经产妇),产道无阻力,分娩在短时间内结束,总产程<3小时结束分娩,称为急产,以经产妇多见。若存在产道梗阻或瘢痕子宫,宫缩过强时可能出现病理缩复环,甚至发生子宫破裂。

【对母儿影响】

1.对产妇的影响

宫缩过强、过频,产程过快,可致初产妇宫颈、阴道以及会阴撕裂伤。胎先露部下降受阻,可发生子宫破裂。宫缩过强使宫腔内压力增高,增加羊水栓塞的风险。接产时来不及消毒可致产褥感染。胎儿娩出后子宫肌纤维缩复不良,易发生胎盘滞留或产后出血。

2.对胎儿及新生儿的影响

宫缩过强、过频影响子宫胎盘血液循环,易发生胎儿窘迫、新生儿窒息甚至死亡。胎儿娩出过快,胎头在产道内受到的压力突然解除,可致新生儿颅内出血。无准备的分娩,来不及接产,新生儿易发生感染。若坠地可致骨折、外伤。

【处理】

应以预防为主,有急产史的孕妇,应提前住院待产。临产后慎用缩宫药物及其他促进宫缩的处理方法,如灌肠、人工破膜等。提前做好接产及抢救新生儿窒息的准备。胎儿娩出时,嘱产妇勿向下屏气。若急产来不及消毒及新生儿坠地者,新生儿应给予维生素 K_1 10mg 肌内注射,预防颅内出血,并尽早肌内注射精制破伤风抗毒素 1500U。产后仔细检查宫颈、阴道、外阴,若有撕裂应及时缝合。若属未消毒的接产,应给予抗生素预防感染。

(二)不协调性子宫收缩过强

1.强直性子宫收缩

其特点是子宫强烈收缩,失去节律性,宫缩无间歇。常见于缩宫药物使用不当时,如缩宫素静滴剂量过大、肌内注射缩宫素或米索前列醇引产等。

(1)临床表现及诊断:产妇烦躁不安,持续性腹痛,拒按。胎位触不清,胎心听不清。有时可出现病理缩复环、血尿等先兆子宫破裂征象。

(2)处理:一旦确诊为强直性子宫收缩,应及时给予宫缩抑制剂,如 25% 硫酸镁 20ml 加于 5% 葡萄糖液 20ml 内缓慢静脉推注(不少于 5 分钟),或肾上腺素 1mg 加于 5% 葡萄糖液 250ml 内静脉滴注。若合并产道梗阻,应立即行剖宫产术。若胎死宫内可用乙醚吸入麻醉,若仍不能缓解强直性宫缩,应行剖宫产术。

2.子宫痉挛性狭窄环

其特点是子宫局部平滑肌呈痉挛性不协调性收缩形成的环状狭窄,持续不放松,称为子宫痉挛性狭窄环。狭窄环发生在宫颈、宫体的任何部分,多在子宫上下段交界处,也可在胎体某一狭窄部,以胎颈、胎腰处常见,多因精神紧张、过度疲劳以及不适当地应用缩宫药物或粗暴地进行阴道内操作所致(图 11-2)。

(1)临床表现及诊断:产妇出现持续性腹痛,烦躁不安,宫颈扩张缓慢,胎先露部下降停滞,胎心时快时慢。阴道检查时在宫腔内触及较硬而无弹性的狭窄环,此环与病理缩复环不同,特点是不随宫缩上升。

(2)处理:应认真寻找导致子宫痉挛性狭窄环的原因,及时纠正。停止阴道内操作及停用缩宫药物等。若无胎儿窘迫征象,给予镇静剂如哌替啶 100mg 或吗啡 10mg 肌内注射,25%

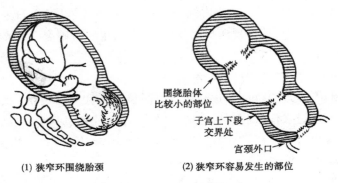

(1) 狭窄环围绕胎颈　　　　(2) 狭窄环容易发生的部位

图 11-2　子宫痉挛性狭窄环

硫酸镁 20ml 加于 5‰ 葡萄糖注射液 20ml 内缓慢静注,等待异常宫缩自然消失。当宫缩恢复正常时,可行阴道助产或等待自然分娩。若经上述处理,子宫痉挛性狭窄环不能缓解,宫口未开全,胎先露部较高,或出现胎儿窘迫征象,应立即行剖宫产术。若胎死宫内,宫口已开全,可行乙醚麻醉,经阴道分娩。

第二节　产道异常

产道异常包括骨产道异常及软产道异常,临床上以骨产道异常多见,产道异常可使胎儿娩出受阻。

一、骨产道异常

骨盆径线过短或形态异常,致使骨盆腔小于胎先露部可通过的限度,阻碍胎先露部下降,影响产程顺利进展,称为狭窄骨盆。狭窄骨盆可以为一个径线过短或多个径线同时过短,也可以为一个平面狭窄或多个平面同时狭窄。当一个径线狭窄时,要观察同一个平面其他径线的大小,再结合整个骨盆腔大小与形态进行综合分析,作出正确判断。

【狭窄骨盆的分类】

1.骨盆入口平面狭窄

常见于扁平型骨盆,以骨盆入口平面前后径狭窄为主。骨盆入口平面狭窄的程度可分为 3 级:Ⅰ级为临界性狭窄,对角径 11.5cm(入口前后径 10cm),多数可以经阴道分娩;Ⅱ级为相对性狭窄,对角径 10.0~11.0cm(入口前后径 8.5~9.5cm),阴道分娩的难度明显增加;Ⅲ级为绝对件狭窄,对角径≤9.5cm(入口前后释≤8.0cm),必须以剖宫产结束分娩。扁平型骨盆常见以下两种类型:

(1)单纯扁平骨盆:骨盆入口呈横扁圆形,骶岬向前下突出,使骨盆入口前后径缩短而横径正常(图 11-3)。

(2)佝偻病性扁平骨盆:骨盆入口呈横的肾形,骶岬向前突,骨盆入口前后径短。骶骨变直向后翘。尾骨呈钩状突向骨盆出口平面。由于坐骨结节外翻,耻骨弓角度增大,骨盆出口横径变宽(图 11-4)。

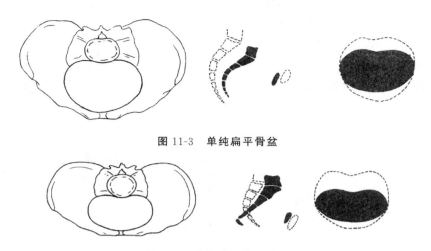

图 11-3　单纯扁平骨盆

图 11-4　佝偻病性扁平骨盆

2.中骨盆平面狭窄

中骨盆平面狭窄较入口平面狭窄更常见,主要见于男型骨盆及类人猿型骨盆,以坐骨棘间径及中骨盆后矢状径狭窄为主。中骨盆平面狭窄的程度可分为 3 级:Ⅰ级为临界性狭窄,坐骨棘间径 10cm,坐骨棘间径加中骨盆后矢状径 13.5cm;Ⅱ级为相对性狭窄,坐骨棘间径 8.5～9.5cm,坐骨棘间径加中骨盆后矢状径 12.0～13.0cm;Ⅲ级为绝对性狭窄,坐骨棘间径≤8.0cm,坐骨棘间径加中骨盆后矢状径≤11.5cm。

3.骨盆出口平面狭窄

常与中骨盆平面狭窄相伴行,主要见于男型骨盆,以坐骨结节间径及骨盆出口后矢状径狭窄为主。骨盆出口狭窄的程度可分为 3 级:Ⅰ级为临界性狭窄,坐骨结节间径 7.5cm,坐骨结节间径加出口后矢状径 15.0cm;Ⅱ级为相对性狭窄,坐骨结节间径 6.0～7.0em,坐骨结节间径加出口后矢状径 12.0～14.0em;Ⅲ级为绝对性狭窄,坐骨结节间径≤5.5cm,坐骨结节间径加出口后矢状径≤11.0cm。中骨盆平面和出口平面的狭窄常见以下两种类型:

(1)漏斗型骨盆:骨盆入口各径线值正常,两侧骨盆壁内收,状似漏斗得名。其特点是中骨盆及骨盆出口平面均明显狭窄,使坐骨棘间径和坐骨结节间径缩短,坐骨切迹宽度(骶棘韧带宽度)<2 横指,耻骨弓角度<90°,坐骨结节间径加出口后矢状径<15cm,常见于男型骨盆(图 11-5)。

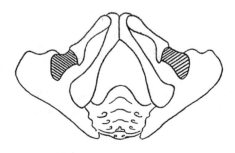

图 11-5　漏斗型骨盆

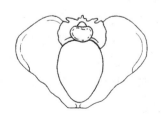

图 11-6　横径狭窄骨盆

（2）横径狭窄骨盆：与类人猿型骨盆类似。骨盆各平面横径均缩短，入口平面呈纵椭圆形（图11-6）。常因中骨盆及骨盆出口平面横径狭窄导致难产。

4.骨盆三个平面狭窄

骨盆外形属正常女型骨盆，但骨盆三个平面各径线均比正常值小 2cm 或更多，称为均小骨盆（图11-7），多见于身材矮小、体形匀称的妇女。

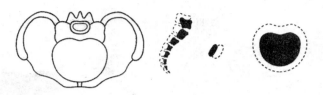

图 11-7　均小骨盆

5.畸形骨盆

指骨盆失去正常形态及对称性，包括跛行及脊柱侧突所致的偏斜骨盆和骨盆骨折所致的畸形骨盆。偏斜骨盆的特征是骨盆两侧的侧斜径（一侧髂后上棘与对侧髂前上棘间径）或侧直径（同侧髂后上棘与髂前上棘间径）之差＞1cm（图11-8）。骨盆骨折常见于尾骨骨折使尾骨尖前翘或骶尾关节融合使骨盆出口前后径缩短，导致骨盆出口狭窄而影响分娩。

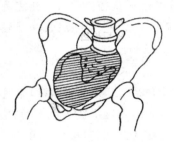

图 11-8　偏斜骨盆

【狭窄骨盆的临床表现】

1.骨盆入口平面狭窄的临床表现

（1）胎头衔接受阻：一般情况下初产妇在预产期前 1～2 周胎头已衔接，若骨盆入口狭窄时，即使已经临产胎头仍未入盆，初产妇腹部多呈尖腹，经产妇呈悬垂腹，经检查胎头跨耻征阳性。胎位异常如臀先露、面先露或肩先露的发生率是正常骨盆的 3 倍。偶有胎头尚未衔接，阴道口见到胎头产瘤的假象，误认为胎头位置较低，此时在耻骨联合上方仍可触及胎头双顶径，多见于扁平骨盆且盆腔较浅时。

（2）若已临产，根据骨盆狭窄程度、产力强弱、胎儿大小及胎位情况不同，临床表现也不尽相同：①骨盆临界性狭窄：若胎位、胎儿大小及产力正常，胎头常以矢状缝在骨盆入口横径衔接，多取后不均倾势，即后顶骨先入盆，后顶骨逐渐进入骶凹处，再使前顶骨入盆，则矢状缝位于骨盆入口横径上成头盆均倾势，可经阴道分娩。临床表现为潜伏期及活跃期早期延长，活跃期晚期产程进展顺利。若胎头迟迟不入盆，此时常出现胎膜早破及脐带脱垂，其发生率为正常骨盆的 4～6 倍。胎头又不能紧贴宫颈内口诱发反射性宫缩，常出现继发性宫缩乏力。潜伏期延长,宫颈扩张缓慢。②骨盆绝对性狭窄:即使产力、胎儿大小及胎位均正常,胎头仍不能入盆,常发生梗阻性难产。产妇出现腹痛拒按、排尿困难,甚至尿潴留等症状。检查可见产妇下腹压痛、耻骨联合分离、宫颈水肿,甚至出现病理缩复环、肉眼血尿等先兆子宫破裂征象,若未及时处理则可发生子宫破裂。如胎先露部嵌入骨盆入口时间较长,血液循环障碍,组织坏死,可形成泌尿生殖道瘘。在强大的宫缩压力下,胎头颅骨重叠,严重时可出现颅骨骨折及颅内出血。

2.中骨盆平面狭窄的临床表现

(1)胎头能正常衔接:潜伏期及活跃期早期进展顺利。当胎头下降达中骨盆时,由于内旋转受阻,胎头双顶径被阻于中骨盆狭窄部位之上,常出现持续性枕横位或枕后位。同时出现继发性宫缩乏力,活跃期晚期及第二产程延长甚至第二产程停滞。

(2)胎头受阻于中骨盆:有一定可塑性的胎头开始变形,颅骨重叠,胎头受压,使软组织水肿,产瘤较大,严重时可发生颅内出血及胎儿宫内窘迫。若中骨盆狭窄程度严重,宫缩又较强,可发生先兆子宫破裂及子宫破裂。强行阴道助产,可导致严重软产道裂伤及新生儿产伤。

3.骨盆出口平面狭窄的临床表现

骨盆出口平面狭窄与中骨盆平面狭窄常同时存在。若单纯骨盆出口平面狭窄者,第一产程进展顺利,胎头达盆底受阻,第二产程停滞,继发性宫缩乏力,胎头双顶径不能通过出口横径。强行阴道助产,可导致严重软产道裂伤及新生儿产伤。

【狭窄骨盆的诊断】

在分娩过程中,骨盆是个不变因素。在估计分娩难易时,骨盆是首先考虑的一个重要因素。在妊娠期间应评估骨盆有无异常,有无头盆不称,及早做出诊断,以决定适当的分娩方式。

1.病史

询问产妇有无佝偻病、脊髓灰质炎、脊柱和髋关节结核以及外伤史。若为经产妇,应了解既往有无难产史及新生儿有无产伤等。

2.全身检查

测量身高,孕妇身高<145cm应警惕均小骨盆。观察孕妇体形,步态有无跛足,有无脊柱及髋关节畸形,米氏菱形窝是否对称等。

3.腹部检查

(1)一般检查:观察腹部形态,尖腹及悬垂腹者提示可能有骨盆入口平面狭窄。腹尺测量子宫底高度及腹围,四步触诊法了解胎先露、胎方位及先露是否衔接。B型超声检查胎先露部与骨盆关系,测量胎儿双顶径、腹径及股骨长,预测胎儿体重,判断能否通过骨产道。

(2)评估头盆关系:正常情况下,部分初孕妇在预产期前1~2周,经产妇于临产后,胎头应入盆。若已临产,胎头仍未入盆,则应充分估计头盆关系。检查头盆是否相称的具体方法:孕妇排空膀胱后仰卧,两腿伸直,检查者一手放在耻骨联合上方,另一手将胎头向骨盆腔方向推压。若胎头低于耻骨联合平面,称胎头跨耻征阴性,提示头盆相称;若胎头与耻骨联合在同一平面,称胎头跨耻征可疑阳性,提示可疑头盆不称;若胎头高于耻骨联合平面,称胎头跨耻征阳性,提示头盆不称(CPD)(图11-9)。对出现跨耻征阳性的孕妇,应让其取两腿屈曲半卧位,再次检查胎头跨耻征,若转为阴性,提示为骨盆倾斜度异常,而不是头盆不称。头盆不称提示可能有骨盆相对性或绝对性狭窄,但是不能单凭胎头跨耻征阳性轻易做出临床诊断,需要观察产程进展或试产后方可做出最终诊断。

4.评估骨盆大小

利用影像学技术如 X 线、CT 和 MRI 检查可精确测量骨盆腔的大小,但临床未广泛应用。现主要通过产科检查评估骨盆大小。检查内容包括:测量对角径、中骨盆前后径、出口前后径、出口后矢状径、坐骨结节间径及耻骨弓角度等;检查骶岬是否突出、坐骨切迹宽度、坐骨棘内突程度、骶凹弧度及骶尾关节活动度等。骨盆各平面径线<正常值 2cm 或以上为均小骨盆。对角径<11.5cm,骶岬突出为骨盆入口平面狭窄,属扁平骨盆。坐骨切迹宽度间接反映中骨盆后矢状径大小,中骨盆平面狭窄及骨盆出口平面狭窄往往同时存在,因此通过测定坐骨结节间径、出口后矢状径、耻骨弓角度、坐骨棘内突程度及坐骨切迹宽度,间接判断中骨盆狭窄程度;坐骨结节间径<8cm,坐骨结节间径与出口后矢状径之和<15cm,耻骨弓角度<90°,坐骨切迹宽度<2 横指时,为中骨盆平面和出口平面狭窄,属漏斗型骨盆。

5.胎位及产程监测

初产妇临产后胎头仍未衔接或呈臀先露、肩先露等异常胎先露;胎头内旋转受阻,呈持续性枕横位、枕后位等;产力和胎位正常而产程进展缓慢时,均提示狭窄骨盆的可能,应及时进行产科检查,明确狭窄骨盆的诊断。

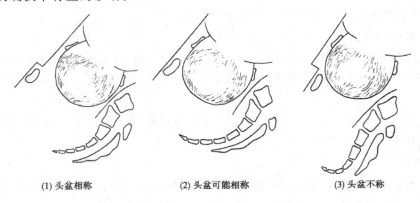

(1) 头盆相称　　　　　　(2) 头盆可能相称　　　　　　(3) 头盆不称

图 11-9　检查头盆相称程度

【狭窄骨盆对母儿的影响】

1.对产妇的影响

若为骨盆入口平面狭窄,影响胎先露部衔接,容易发生胎位异常,若为中骨盆平面狭窄,影响胎头内旋转,容易发生持续性枕横位或枕后位。由于胎头下降受阻,常引起继发性宫缩乏力,导致产程延长或停滞,使手术助产、产后出血以及软产道裂伤增多。产道受压过久,可形成生殖道瘘;严重梗阻性难产若不及时处理,可导致先兆子宫破裂,甚至子宫破裂。因胎膜早破、手术助产增加以及产程异常行阴道检查次数过多,产褥感染机会亦增加。

2.对胎儿及新生儿的影响

骨盆入口狭窄使胎头高浮,容易发生胎膜早破及脐带脱垂,导致胎儿窘迫,甚至胎儿死亡;产程延长,胎头受压,缺氧缺血容易发生颅内出血;产道狭窄,手术助产机会增多,易发生新生儿产伤及感染。

【狭窄骨盆分娩时处理】

骨盆绝对性狭窄已很少见,临床多见的是骨盆相对性狭窄。分娩时应明确狭窄骨盆的类型和程度,了解产力、胎方位、胎儿大小、胎心率、宫口扩张程度、胎先露下降程度、破膜与否,同时结合年龄、产次、既往分娩史进行综合分析、判断,决定分娩方式。

1.骨盆入口平面狭窄的处理

(1)绝对性骨盆入口狭窄:骨盆入口前后径≤8.0cm,对角径≤9.5cm,胎头跨耻征阳性者,足月活胎不能入盆,不能经阴道分娩,应行剖宫产术结束分娩。

(2)相对性骨盆入口狭窄:骨盆入口前后径8.5～9.5cm,对角径10.0～11.0cm,胎头跨耻征可疑阳性。足月胎儿体重<3000g,产力、胎位及胎心均正常时,应在严密监护下进行阴道试产,试产时间以2～4小时为宜。试产充分与否的判断,除参考宫缩强度外,应以宫口扩张程度为衡量标准。骨盆入口狭窄的试产应使宫口扩张至3～4cm以上。胎膜未破者可在宫口扩张≥3cm时行人工破膜。若破膜后宫缩较强,产程进展顺利,多数能经阴道分娩。试产过程中若出现宫缩乏力,可用缩宫素静脉滴注加强宫缩。试产2～4小时,胎头仍迟迟不能入盆,宫口扩张缓慢,或出现胎儿窘迫征象,应及时行剖宫产术结束分娩。

2.中骨盆平面狭窄的处理

中骨盆平面狭窄主要导致胎头俯屈及内旋转受阻,易发生持续性枕横位或枕后位。产妇多表现活跃期或第二产程延长及停滞、继发性宫缩乏力等。若宫口开全,胎头双顶径达坐骨棘水平或更低,可经阴道徒手旋转胎头为枕前位,待其自然分娩,或行产钳或胎头吸引术助产。若胎头双顶径未达坐骨棘水平,或出现胎儿窘迫征象,应行剖宫产术结束分娩。

3.骨盆出口平面狭窄的处理

骨盆出口平面狭窄不应进行阴道试产。临床上常用坐骨结节间径与出口后矢状径之和估计出口大小。若两者之和>15cm时,多数可经阴道分娩,有时需行产钳或胎头吸引术助产,应做较大的会阴后一侧切开,以免会阴严重撕裂。若两者之和≤15cm,足月胎儿不易经阴道分娩,应行剖宫产术结束分娩。

4.骨盆三个平面狭窄的处理

若估计胎儿不大,产力、胎位及胎心均正常,头盆相称,可以阴道试产,通常可通过胎头变形和极度俯屈,以胎头最小径线通过骨盆腔,可能经阴道分娩。若胎儿较大,头盆不称,胎儿不能通过产道,应及时行剖宫产术。

5.畸形骨盆的处理

根据畸形骨盆种类、狭窄程度、胎儿大小、产力等情况具体分析。若畸形严重,明显头盆不称者,应及时行剖宫产术。

二、软产道异常

软产道包括阴道、宫颈、子宫及盆底软组织。软产道异常也可导致异常分娩,但相对少见。软产道异常可由先天发育异常及后天疾病引起。

【阴道异常】

1.阴道横隔

多位于阴道上、中段,在横隔中央或稍偏一侧常有一小孔,易被误认为宫颈外口。若仔细检查,在小孔上方可触及逐渐开大的宫口边缘,而该小孔的直径并不变大。阴道横隔影响胎先露部下降,当横隔被撑薄,此时可在直视下自小孔处将横隔作 X 形切开。待分娩结束再切除剩余的隔,用可吸收线间断或连续锁边缝合残端。若横隔高且坚厚,阻碍胎先露部下降,则需行剖宫产术结束分娩。

2.阴道纵隔

阴道纵隔若伴有双子宫、双宫颈,位于一侧子宫内的胎儿下降,通过该侧阴道分娩时,纵隔被推向对侧,分娩多无阻碍。当阴道纵隔发生于单宫颈时,有时纵隔位于胎先露部的前方,胎先露部继续下降,若纵隔薄可自行断裂,分娩无阻碍。若纵隔厚阻碍胎先露部下降时,须在纵隔中间剪断,待分娩结束后,再剪除剩余的隔,用可吸收线间断或连续锁边缝合残端。

3.阴道包块

包括阴道囊肿、阴道肿瘤和阴道尖锐湿疣。阴道壁囊肿较大时,阻碍胎先露部下降,此时可行囊肿穿刺抽出其内容物,待产后再选择时机进行处理。阴道内肿瘤阻碍胎先露部下降而又不能经阴道切除者,应行剖宫产术,原有病变待产后再行处理。阴道尖锐湿疣并不少见,较大或范围广的尖锐湿疣可阻塞产道,阴道分娩可能造成严重的阴道裂伤,以行剖宫产术为宜。

【宫颈异常】

1.宫颈粘连和瘢痕

宫颈粘连和瘢痕可为损伤性刮宫、感染、手术和物理治疗所致。宫颈粘连和瘢痕易致宫颈性难产。轻度的宫颈膜状粘连可试行粘连分离、机械性扩展或宫颈放射状切开,严重的宫颈粘连和瘢痕应行剖宫产术。

2.宫颈坚韧

常见于高龄初产妇,宫颈成熟不良,缺乏弹性或精神过度紧张使宫颈挛缩,宫颈不易扩张。此时可静脉推注地西泮 10mg。也可于宫颈两侧各注入 0.5％利多卡因 5～10ml,若不见缓解,应行剖宫产术。

3.宫颈水肿

多见于扁平骨盆、持续性枕后位或滞产,宫口未开全时过早使用腹压,致使宫颈前唇长时间被压于胎头与耻骨联合之间,血液回流受阻引起水肿,影响宫颈扩张。轻者可抬高产妇臀部,减轻胎头对宫颈压力,也可于宫颈两侧各注入 0.5％利多卡因 5～10ml 或地西泮 10mg 静脉推注,待宫口近开全,用手将水肿的宫颈前唇上推,使其逐渐越过胎头,即可经阴道分娩。若经上述处理无明显效果,可行剖宫产术。

4.子宫颈癌

癌肿质硬而脆,经阴道分娩易致宫颈裂伤、出血及癌肿扩散,应行剖宫产术。若为早期浸润癌,可先行剖宫产术,随即行子宫颈癌根治术。

【子宫异常】

1.子宫畸形

包括中隔子宫、双子宫、双角子宫等,子宫畸形时难产发生几率明显增加;胎位和胎盘位置异常的发生率增加;易出现子宫收缩乏力、产程异常、宫颈扩张慢和子宫破裂。子宫畸形合并妊娠者,临产后应严密观察,适当放宽剖宫产手术指征。

2.瘢痕子宫

包括曾经行剖宫产术、穿过子宫内膜的肌瘤挖除术、输卵管间质部及宫角切除术、子宫成形术的孕妇,瘢痕子宫再孕分娩时子宫破裂的风险增加。近年来由于初产妇剖宫产率升高,剖宫产后再孕分娩者增加,但并非所有曾行剖宫产的妇女再孕后均须剖宫产。剖宫产后阴道分娩(VBAC)应根据前次剖宫产术式、指征、术后有无感染、术后再孕间隔时间、既往剖宫产次数、有无紧急剖宫产的条件以及本次妊娠胎儿大小、胎位、产力及产道情况等综合分析决定。若只有 1 次剖宫产史、切口为子宫下段横切口、术后再孕间隔时间超过两年且胎儿体重适中时,阴道试产成功率较高。若前次剖宫产为子宫体部纵切口或“T”形切口、术后有感染、剖宫产指征为骨盆狭窄、剖宫产次数≥2 次、巨大儿、本次妊娠有剖宫产指征如胎位异常、前置胎盘等,则不宜阴道分娩。阴道试产过程中发现子宫破裂征象,应紧急剖宫产同时修补子宫破口,必要时需切除子宫。

【盆腔肿瘤】

1.子宫肌瘤

子宫肌瘤对分娩的影响主要取决于肌瘤大小、数量和生长部位。黏膜下肌瘤合并妊娠,容易发生流产及早产;肌壁间肌瘤可引起子宫收缩乏力,产程延长;宫颈肌瘤或子宫下段肌瘤或嵌顿于盆腔内的浆膜下肌瘤,均可阻碍胎先露衔接及下降,应行剖宫产术,并可同时行肌瘤切除术。若肌瘤在骨盆入口以上而胎头已入盆,肌瘤未阻塞产道则可经阴道分娩,待产后再行处理。

2.卵巢肿瘤

妊娠合并卵巢肿瘤时,由于卵巢随子宫提升、子宫收缩的激惹和胎儿先露部下降的挤压,卵巢肿瘤容易发生蒂扭转、破裂和感染。卵巢肿瘤位于骨盆入口,阻碍胎先露衔接者,应行剖宫产术,并同时切除卵巢肿瘤。

第三节　胎位异常

胎位异常包括胎头位置异常、臀先露及肩先露,是造成难产常见的因素。以头为先露的难产,又称头位难产。

一、持续性枕后位、枕横位

在分娩过程中,胎头多为枕后位或枕横位衔接,枕部在下降过程中,向前旋转成枕前位,以最小径线通过产道自然分娩,若胎头枕骨持续不能转向前方,直至临产后仍位于母体骨盆后方或侧方,致使分娩发生困难者,称为持续性枕后位(图 11-10)或持续性枕横位。发病率5%左右。

【原因】

1.骨盆异常

常发生在男型骨盆或类人猿型骨盆。这两类骨盆入口平面前半部较狭窄,后半部较宽,胎头容易以枕后位或枕横位衔接。同时常伴有中骨盆狭窄,影响胎头在中骨盆平面向前旋转,为适应骨盆形态,而成为持续性枕后位或持续性枕横位。此外,扁平骨盆前后径短小,均小骨盆各径线均小,容易使胎头以枕横位衔接,胎头俯屈不良,旋转困难,使胎头枕横位嵌顿在中骨盆形成持续性枕横位。

2.胎头俯屈不良

持续性枕后(横)位胎头俯屈不良,以较枕下前囟径(9.5cm)增加 1.8cm 的枕额径(11.3cm)通过产道,影响胎头在骨盆腔内旋转。若以枕后位衔接,胎儿脊柱与母体脊柱接近,不利于胎头俯屈,前囟成为胎头下降的最低部位,而最低点又常转向骨盆前方,当前囟转至前(侧)方,胎头枕部转至后(侧)方,形成持续性枕后(横)位。

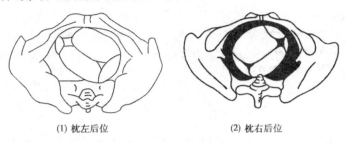

(1) 枕左后位　　　　　　　　　(2) 枕右后位

图 11-10　持续性枕后位

3.子宫收缩乏力

影响胎头下降、俯屈及内旋转,容易造成持续性枕后(横)位。反过来,持续性枕后(横)位使胎头下降受阻,也容易导致宫缩乏力,两者互为因果关系。

4.其他

前壁胎盘、膀胱充盈、宫颈肌瘤、头盆不称、胎儿发育异常等均可影响胎头内旋转,形成持续性枕后(横)位。

【诊断】

1.临床表现

临产后胎头衔接较晚及俯屈不良,胎先露部不易紧贴子宫下段及宫颈内口,常导致协调性宫缩乏力及宫口扩张缓慢。枕骨持续性位于骨盆后方压迫直肠,枕后位的产妇自觉肛门坠胀及排便感,致使宫口尚未开全时过早使用腹压,发生宫颈前唇水肿和产妇疲劳,影响产程进展。持续性枕后(横)位常致活跃晚期及第二产程延长。若在阴道口已见到胎发,多次宫缩时屏气却不见胎头继续下降,应考虑持续性枕后位。

2.腹部检查

胎背偏向母体后方或侧方,前腹壁容易触及胎儿肢体,且在胎儿肢体侧容易听及胎心。

3.肛门或阴道检查

枕后位时盆腔后部空虚。若胎头矢状缝位于骨盆左斜径上,前囟在骨盆右前方,后囟(枕部)在骨盆左后方则为枕左后位,反之为枕右后位。查明胎头矢状缝位于骨盆横径上,后囟在骨盆左侧方,则为枕左横位,反之为枕右横位。当出现胎头水肿、颅骨重叠、囟门触不清时,需行阴道检查,借助胎儿耳廓及耳屏位置及方向判定胎位,若耳廓朝向骨盆后方,诊断为枕后位;若耳廓朝向骨盆侧方,诊断为枕横位。

4.B型超声检查

根据胎头眼眶及枕部位置,能准确探清胎头位置。

【分娩机制】

在无头盆不称的情况下,多数枕后位及枕横位在强有力宫缩作用下,可使胎头枕部向前旋转 90°～135°成为枕前位。在分娩过程中,若不能转成枕前位时,其分娩机制如下:

1.枕后位

枕后位内旋转时向后旋转45°,使矢状缝与骨盆前后径一致。胎儿枕部朝向骶骨呈正枕后位,其分娩方式有:

(1)胎头俯屈较好:胎头继续下降至前囟先露抵达耻骨联合下时,以前囟为支点,胎头继续俯屈使顶部及枕部自会阴前缘娩出。继之胎头仰伸,相继由耻骨联合下娩出额、鼻、口、颏[图11-11(1)]。此为枕后位经阴道分娩最常见的方式。

(2)胎头俯屈不良:当鼻根出现在耻骨联合下时,以鼻根为支点,胎头先俯屈,从会阴前缘娩出前囟、顶部及枕部,然后胎头仰伸,使鼻、口、颏部相继由耻骨联合下娩出[图 11-11(2)]。因胎头以较大的枕额周径旋转,胎儿娩出更加困难,多需手术助产。

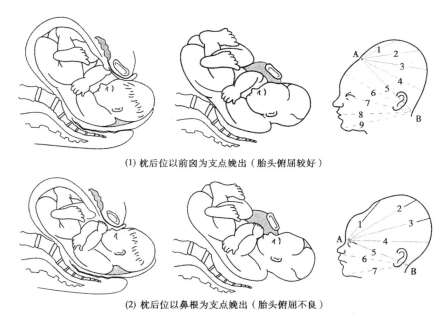

(1) 枕后位以前囟为支点娩出（胎头俯屈较好）

(2) 枕后位以鼻根为支点娩出（胎头俯屈不良）

图 11-11　枕后位分娩机制

2.枕横位

部分枕横位于下降过程中内旋转受阻,或枕后位的胎头枕部仅向前旋转45°成为持续性枕横位时,虽能经阴道分娩,多数需用手或胎头吸引术将胎头转成枕前位娩出。

【对母儿影响】

1.对产程的影响

持续性枕后(横)位容易导致第二产程延缓及胎头下降停滞,若未及时处理常导致第二产程延长,甚至滞产。

2.对产妇的影响

胎头长时间压迫软产道,可发生缺血坏死脱落,形成生殖道瘘。胎位异常导致继发性宫缩乏力,使产程延长,常需手术助产,容易发生软产道损伤,增加产后出血及感染机会。

3.对胎儿的影响

第二产程延长和手术助产机会增多,常出现胎儿窘迫和新生儿窒息,围产儿死亡率增高。

【处理】

若骨盆无异常、胎儿不大时,可以试产。试产时应严密观察产程,注意胎头下降、宫口扩张程度、宫缩强弱及胎心有无改变。

1.第一产程

(1)潜伏期:应保证产妇充分营养与休息。若情绪紧张、睡眠不好可给予哌替啶或地西泮。让产妇向胎肢体方向侧卧,以利胎头枕部转向前方。若宫缩欠佳,应尽早使用缩宫素。

(2)活跃期:宫口开大 3～4cm 产程停滞,除外头盆不称可行人工破膜,使胎头下降,压迫宫颈,增强宫缩,推动胎头内旋转。若产力欠佳,静脉滴注缩宫素。若宫口开大>1cm/h,伴胎先露部下降,多能经阴道分娩。在试产过程中,出现胎儿窘迫征象,应行剖宫产术。若经过上述处理效果不佳,宫口开大<1cm/h 或无进展时,也应行剖宫产术。宫口开全之前,嘱产妇勿过早屏气用力,以免引起宫颈前唇水肿,影响产程进展。

2.第二产程

进展缓慢,初产妇已近 2 小时,经产妇已近 1 小时,应行阴道检查。当胎头双顶径已达坐骨棘平面或更低时,可先行徒手将胎头枕部转向前方,使矢状缝与骨盆出口前后径一致,或自然分娩,或阴道助产(低位产钳术或胎头吸引术)。若转为枕前位有困难时,也可向后转为正枕后位,再以产钳助产。若以枕后位娩出时,需作较大的会阴后.侧切开,以免造成会阴裂伤。若胎头位置较高,疑有头盆不称,应行剖宫产术。

3.第三产程

因产程延长,容易发生产后宫缩乏力,胎盘娩出后应立即静脉注射或肌内注射子宫收缩剂,以防发生产后出血。应做好新生儿复苏抢救准备。有软产道裂伤者,应及时修补,并给予抗生素预防感染。

二、胎头高直位

胎头呈不屈不仰姿势衔接于骨盆入口,其矢状缝与骨盆入口前后径相一致,称为高直位。包括:①高直前位:胎头枕骨向前靠近耻骨联合者,又称枕耻位(图 11-12);②高直后位:胎头枕骨向后靠近骶岬者,又称枕骶位(图 11-13)。约占分娩总数的 1.08%,报道为 0.06%～1.6%。

【病因】

胎头高直位的病因尚不清楚,可能与下列因素有关:

1.头盆不称

是胎头高直位发生最常见的原因。常见于骨盆入口平面狭窄、扁平骨盆、均小骨盆及横径狭小骨盆,特别是当胎头过大、过小及长圆形胎头时易发生胎头高直位。

2.腹壁松弛及腹直肌分离

胎背易朝向母体前方,胎头高浮,当宫缩时易形成胎头高直位。

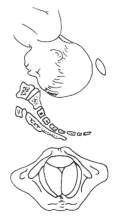
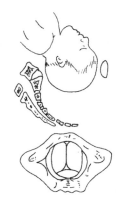

图 11-12　胎头高直前位(枕耻位)　　　　图 11-13　胎头高直后位(枕骶位)

3.胎膜早破

胎膜突然破裂,羊水迅速流出,宫缩时胎头矢状缝易固定于骨盆入口前后径上,形成胎头高直位。、

【诊断】

1.临床表现

由于临产后胎头未俯屈,入盆困难,活跃期早期宫口扩张延缓或停滞;一旦胎头入盆后,产程进展顺利;若胎头不能衔接,表现活跃期停滞。高直后位时,胎头不能进入骨盆入口,胎头不下降,先露部高浮,活跃期早期延缓和停滞,即使宫口开全,由于胎头高浮也易发生滞产、先兆子宫破裂或子宫破裂。

2.腹部检查

胎头高直前位时,胎背靠近腹前壁,不易触及胎儿肢体,胎心位置稍高在近腹中线。胎头高直后位时,胎儿肢体靠近腹前壁,有时可在耻骨联合上方触及胎儿下颏。

3.阴道检查

胎头矢状缝在骨盆入口的前后径上,高直前位时,后囟在耻骨联合后,前囟在骶骨前,反之为胎头高直后位。

4.B 型超声检查

高直前位时可在母体腹壁正中探及胎儿脊柱;高直后位时在耻骨联合上方探及眼眶反射。高直前(后)位时胎头双顶径与骨盆入口横径一致。

【分娩机制】

胎头高直前位临产后,胎儿脊柱朝向母体腹壁,有屈曲的余地,宫缩时,由于杠杆的作用,使胎头极度俯屈,以胎头枕骨在耻骨联合后方为支点,使前囟和额部先后沿骶岬下滑入盆衔接、下降,双顶径达坐骨棘平面以下时,待胎头极度俯屈的姿势纠正后,胎头不需内旋转或仅转45°,以正枕前位或枕前位经阴道分娩。高直后位临产后,胎头枕部及胎背与母体腰骶部贴近,较长的胎头矢状缝,置于较短的骨盆入口前口径上,妨碍胎头俯屈及下降,使胎头处于高浮状态迟迟不能人盆,即使人盆下降至盆底也难以向前旋转 180°,故以枕前位娩出的可能性极小。

【处理】

高直前位时,若骨盆正常、胎儿不大、产力强,应给予阴道试产机会。加强宫缩促使胎头俯屈,胎头转为枕前位可经阴道分娩或阴道助产。若试产失败再行剖宫产术结束分娩。高直后位一经确诊,应行剖宫产术。

三、前不均倾位

枕横位入盆的胎头前顶骨先入盆,称为前不均倾位。发生率为 0.50%~0.81%。

【诊断】

1.临床表现

胎头后顶骨不能入盆,使胎头下降停滞,产程延长。前顶骨与耻骨联合之间的膀胱颈受压,产妇过早出现尿潴留。

2.腹部检查

临产早期,耻骨联合上方可扪及胎头顶部。随前顶骨入盆胎头折叠于胎肩之后,使在耻骨联合上方不易触及胎头,形成胎头衔接入盆的假象。

3.阴道检查

胎头矢状缝在骨盆入口横径上,矢状缝向后移靠近骶岬侧,后顶骨的大部分尚在骶岬之上,盆腔后半部空虚;同时,前顶骨紧嵌于耻骨联合后方,宫颈前唇因受压常出现水肿,尿道亦因受压而不易插入导尿管。

【分娩机制】

前不均倾位时,因耻骨联合后面直而无凹陷,前顶骨紧紧嵌顿于耻骨联合后,使后顶骨无法越过骶岬而入盆,需行剖宫产术(图 11-14)。

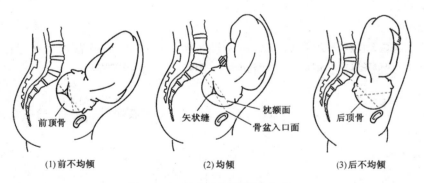

(1)前不均倾　　　　　　(2)均倾　　　　　　(3)后不均倾

图 11-14　胎头前不均倾位入盆

【处理】

临产后在产程早期,产妇应取坐位或半卧位,以减小骨盆倾斜度,尽量避免胎头以前不均倾位衔接。一旦确诊为前不均倾位,除个别胎儿小、宫缩强、骨盆宽大给予短时间试产外,均应尽快行剖宫产术。

四、面先露

胎头以颜面为先露称为面先露,多于临产后发现。常由额先露继续仰伸形成,以颏骨为指示点,有 6 种胎位,颏左(右)前、颏左(右)横、颏左(右)后,以颏左前及颏右后位较多见。国内报道发病率为 0.8‰～2.7‰,国外报道 1.7‰～2.0‰。

【病因】

1.骨盆狭窄

骨盆入口狭窄时,胎头衔接受阻,阻碍胎头俯屈,导致胎头极度仰伸。

2.头盆不称

临产后胎头衔接受阻,造成胎头极度仰伸。

3.腹壁松弛

经产妇悬垂腹时胎背向前反曲,颈椎及胸椎仰伸形成面先露。

4.脐带过短或脐带绕颈

使胎头俯屈困难。

5.畸形

无脑儿因无顶骨,可自然形成面先露。先天性甲状腺肿,胎头俯屈困难,也可导致面先露。

【诊断】

1.临床表现

潜伏期延长、活跃期延长或停滞,胎头迟迟不能入盆。

2.腹部检查

因胎头极度仰伸入盆受阻,胎体伸直,宫底位置较高。颏后位时,在胎背侧触及极度仰伸的枕骨隆突是面先露的特征,于耻骨联合上方可触及胎儿枕骨隆突与胎背之间有明显凹沟,胎心较遥远而弱。颏前位时,胎体伸直使胎儿胸部更贴近孕妇腹前壁,使胎儿肢体侧的下腹部胎心听诊更清晰。

3.肛门及阴道检查

触不到圆而硬的颅骨,可触到高低不平、软硬不均的颜面部,若宫口开大时可触及胎儿口、鼻、颧骨及眼眶,并依据颏部所在位置确定其胎位。

4.B 型超声检查

根据胎头枕部及眼眶位置,可以明确面先露并确定胎位。

【分娩机制】

很少发生在骨盆入口上方,通常是额先露在胎头下降过程中胎头进一步仰伸而形成面先露。分娩机制包括:仰伸、下降、内旋转及外旋转。

颏右前位时,胎头以前囟颏径,衔接于骨盆入口左斜径上,下降至中骨盆平面。胎头极度仰伸,颏部为最低点,向左前方转 45°,使颏部达耻骨弓下,形成颏前位。当先露部达盆底,颏部抵住耻骨弓,胎头逐渐俯屈,使口、鼻、眼、额、顶、枕相继自会阴前缘娩出,经复位及外旋转,使胎肩及胎体相继娩出(图 11-15)。

颏后位时,若能向前内旋转 135°,可以颏前位娩出;若内旋转受阻,成为持续性颏后位,足月活胎不能经阴道自然娩出。

颏横位时,多数可向前转 90°为颏前位娩出,而持续性颏横位不能自然娩出。

【对母儿影响】

1.对产妇的影响

颏前位时,因胎儿颜面部不能紧贴子宫下段及宫颈内口,常引起宫缩乏力,致使产程延长;

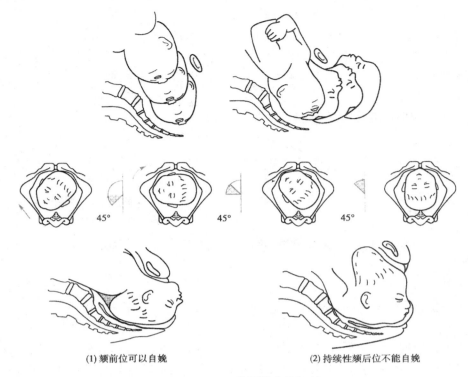

(1) 颏前位可以自娩   (2) 持续性颏后位不能自娩

图 11-15　面先露的分娩机制

颜面部骨质不能变形,容易发生会阴裂伤。颏后位时,导致梗阻性难产,若不及时处理,造成子宫破裂,危及产妇生命。

2.对胎儿及新生儿的影响

由于胎头受压过久,可引起颅内出血、胎儿窘迫、新生儿窒息。胎儿面部受压变形,颜面皮肤青紫、肿胀,尤以口唇为著,影响吸吮,严重时可发生会厌水肿影响吞咽及呼吸。新生儿于生后保持仰伸姿势达数日之久,产后需加强护理。

【处理】

面先露均在临产后发生。如出现产程延长及停滞时,应及时行阴道检查。颏前位时,若无头盆不称,产力良好,有可能经阴道自然分娩。若出现继发性宫缩乏力,第二产程延长,可用产钳助娩,但会阴后一侧切开要足够大。若有头盆不称或出现胎儿窘迫征象,应行剖宫产术。持续性颏后位时,难以经阴道分娩,应行剖宫产术结束分娩。颏横位若能转成颏前位,可以经阴道分娩,持续性颏横位常出现产程延长和停滞,应行剖宫产术。

五、臀先露

臀先露是最常见的异常胎位,占妊娠足月分娩总数的 3%～4%。臀先露以骶骨为指示点,有骶左(右)前、骶左(右)横、骶左(右)后 6 种胎位。

【病因】

1.胎儿在宫腔内活动范围过大

羊水过多、经产妇腹壁松弛及早产儿羊水相对偏多,胎儿易在宫腔内自由活动形成臀先露。

2.胎儿在宫腔内活动范围受限

子宫畸形(如单角子宫、双角子宫等)、胎儿畸形(如无脑儿、脑积水等)、双胎妊娠及羊水过少等,容易发生臀先露。胎盘附着在宫底及宫角,臀先露的发生率为73%,而头先露为5%。

3.胎头衔接受阻

狭窄骨盆、前置胎盘、肿瘤阻塞骨盆腔及巨大胎儿等,也易发生臀先露。

【分类】

根据胎儿双下肢所取的姿势分为3类。

1.单臀先露

胎儿双髋关节屈曲,双膝关节直伸,以臀部为先露,称单臀先露,又称腿直臀先露。此类最多见。

2.完全臀先露

胎儿双髋关节及双膝关节均屈曲,犹如盘膝坐,以臀部和双足为先露,称为完全臀先露,又称混合臀先露。此类较多见。

3.不完全臀先露

以一足或双足、一膝或双膝、一足一膝为先露。膝先露是暂时的,产程开始后常转为足先露。此类较少见。

【诊断】

1.临床表现

妊娠晚期胎动时,孕妇常有季肋部胀痛感。临产后因胎臀不能紧贴子宫下段及宫颈内口,常导致宫缩乏力,宫口扩张缓慢,致使产程延长。

2.腹部检查

四步触诊在宫底部触到圆而硬、按压时有浮球感的胎头;若未衔接,在耻骨联合上方触到不规则、软而宽的胎臀,胎心在脐左(或右)上方听得最清楚。衔接后,胎臀位于耻骨联合之下,胎心听诊以脐下最明显。

3.阴道检查

宫口扩张2cm以上且胎膜已破时,可直接触到胎臀、外生殖器及肛门,此时应注意与颜面相鉴别。若为胎臀,可触及肛门与两坐骨结节连在一条直线上,手指放入肛门内有环状括约肌收缩感,取出手指可见有胎粪。若为颜面,口与两颧骨突出点呈三角形,手指放入口内可触及齿龈和弓状的下颌骨。若触及胎足时,应与胎手相鉴别,胎足趾短而平齐,且有足跟,胎手指长,指端不平齐(图11-16)。

4.B型超声检查

可判断臀先露类型以及胎儿大小、胎头姿势、胎儿畸形等。

【分娩机制】

以骶右前位为例加以阐述。

1.胎臀娩出

临产后,胎臀以粗隆间径衔接于骨盆入口右斜径,并不断下降,前髋下降稍快,先抵骨盆,在遇盆底阻力后,臀部向母体右前方作45°内旋转,使前髋位于耻骨联合后方,而粗隆间径与母体骨盆出口前后径一致。胎体为适应产道弯曲度而侧屈,后臀先从会阴前缘娩出,胎体稍伸直,使前臀从耻骨弓下娩出。继之双腿双足娩出。当胎臀及两下肢娩出后,胎体行外旋转,使胎背转向前方或右前方。

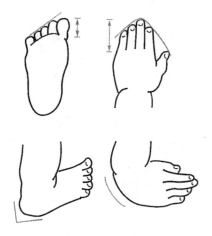

图 11-16　胎手与胎足的区别

2.胎肩娩出

当胎体行外旋转的同时,胎儿双肩径于骨盆入口右斜径或横径入盆,并沿此径线逐渐下降,当双肩达骨盆底时,前肩向右旋转 45°转至耻骨弓下,使双肩径与骨盆出口前后径一致,同时胎体侧屈使后肩及后上肢从会阴前缘娩出,继之前肩及前上肢从耻骨弓下娩出。

3.胎头娩出

当胎肩通过会阴时,胎头矢状缝衔接于骨盆入口左斜径或横径,并沿此径线逐渐下降,同时胎头俯屈。当枕骨达骨盆底时,胎头向母体左前方旋转 45°,使枕骨朝向耻骨联合。胎头继续下降,当枕骨下凹到达耻骨弓下时,以此处为支点,胎头继续俯屈,使颏、面及额部相继自会阴前缘娩出,随后枕部自耻骨弓下娩出。

【对母儿影响】

1.对产妇的影响

胎臀形状不规则,对前羊膜囊压力不均匀,易致胎膜早破;胎臀不能紧贴子宫下段及宫颈内口,容易发生产程延长;臀先露扩张宫颈及刺激官旁神经丛的张力不如头先露,易导致继发性宫缩乏力和产后出血。若宫口未开全强行牵拉,容易造成宫颈撕裂甚至延及子宫下段。

2.对胎儿及新生儿的影响

容易发生胎膜早破,发生脐带脱垂是头先露的 10 倍,脐带受压可致胎儿窘迫甚至死亡;胎膜早破,使早产儿及低体重儿增多。后出胎头牵出困难,常发生脊柱损伤、脑幕撕裂、新生儿窒息、臂丛神经损伤、胸锁乳突肌损伤导致的斜颈及颅内出血,颅内出血的发病率是头先露的 10 倍,臀先露导致围产儿的发病率与死亡率均增高。

【处理】

1.妊娠期

于妊娠 30 周前,臀先露多能自行转为头先露。若妊娠 30 周后仍为臀先露应予矫正。常用的矫正方法有：

（1）胸膝卧位：让孕妇排空膀胱，松解裤带，胸膝卧位的姿势如图 11-17 所示，每日 2～3 次，每次 15 分钟，连做一周后复查。这种姿势可使胎臀退出盆腔，借助胎儿重心改变自然完成头先露的转位。成功率 70％以上。

（2）激光照射或艾灸至阴穴：近年多用激光照射两侧至阴穴（足小趾外侧，距趾甲角 0.1 寸），也可用艾灸条，每日 1 次，每次 15～20 分钟，5 次为一疗程。

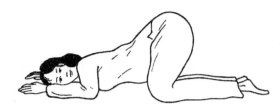

图 11-17　胸膝卧位

（3）外转胎位术：应用上述矫正方法无效者，于妊娠 32～34 周时，可行外转胎位术，因有发生胎盘早剥、脐带缠绕等严重并发症的可能，应用时要慎重，术前半小时口服利托君 10mg。行外转胎位术时，最好在 B 型超声及胎儿电子监测下进行。孕妇平卧，两下肢屈曲稍外展，露出腹壁。查清胎位，听胎心率。操作步骤包括松动胎先露部（两手插入胎先露部下方向上提拉，使之松动）、转胎（两手把握胎儿两端，一手将胎头沿胎儿腹侧，保持胎头俯屈，轻轻向骨盆入口推移，另手将胎臀上推，与推胎头动作配合，直至转为头先露）。动作应轻柔，间断进行。若术中或术后发现胎动频繁而剧烈或胎心率异常，应停止转动并退回原胎位观察半小时。

2.分娩期

应根据产妇年龄、胎产次、骨盆类型、胎儿大小、胎儿是否存活、臀先露类型以及有无合并症，于临产初期作出正确判断，决定分娩方式。

（1）剖宫产：足月臀先露选择性剖宫产的指征如下：狭窄骨盆、软产道异常、胎儿体重大于 3500g、胎儿窘迫、妊娠合并症、高龄初产、B 型超声见胎头过度仰伸、有脐带先露或膝先露、有难产史、不完全臀先露、瘢痕子宫等，均应行剖宫产术。

（2）阴道分娩

1）阴道分娩的条件：①孕龄≥36 周；②单臀先露；③胎儿体重为 2500～3500g；④无胎头仰伸；⑤骨盆大小正常；⑥无其他剖宫产指征。

2）阴道分娩的处理

①第一产程：产妇应侧卧休息，不宜站立走动，给予足够的水分和营养以保持较好的体力。少做肛查及阴道检查，不灌肠，尽量避免胎膜破裂。一旦破膜，应立即听胎心。若有胎心异常，应行阴道检查，了解有无脐带脱垂。若有脐带脱垂，胎心尚好，宫口未开全，为抢救胎儿，需立即行剖宫产术。若无脐带脱垂，可严密观察胎心及产程进展。当宫口开大 4～5cm 时，胎足即可经宫口脱出至阴道。为了使宫颈和阴道充分扩张，消毒外阴之后，使用"堵"外阴方法。当宫缩时用无菌巾以手掌堵住阴道口，让胎臀下降，避免胎足先下降，待宫口及阴道充分扩张后才让胎臀娩出。此法有利于后出胎头的顺利娩出（图 11-18）。在"堵"的过程中，应每隔 10～15

分钟听胎心一次,并注意宫口是否开全。宫口已开全再堵易引起胎儿窘迫或子宫破裂。宫口近开全时,要做好接产和抢救新生儿窒息的准备。

②第二产程:接产前,应导尿。初产妇应作会阴后.侧切开术。有 3 种分娩方式:a.自然分娩:胎儿自然娩出,不作任何牵拉。极少见,仅见于经产妇、胎儿小、宫缩强、骨盆宽大者。b.臀位助产:当胎臀自然娩出至脐部后,胎肩及后出胎头由接产者协助娩出。脐部娩出后,一般应在 2～3 分钟娩出胎头,最长不能超过 8 分钟。后娩出胎头,有主张用单叶产钳,效果佳。c.臀牵引术:胎儿全部由接产者牵拉娩出,此种手术对胎儿损伤大,一般情况下应禁止使用。

③第三产程:产程延长易并发子宫收缩乏力性出血。胎盘娩出后,应肌内注射缩官素或前列腺素制剂,防止产后出血。行手术操作及有软产道损伤者,应及时检查并缝合,给予抗生素预防感染。

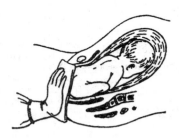

图 11-18　堵臀助宫颈扩张

六、肩先露

当胎体横卧于骨盆入口以上,其纵轴与母体纵轴相垂直,先露部为肩时称为肩先露。占妊娠足月分娩总数的 0.25％。以肩胛骨为指示点,有肩左前、肩左后、肩右前、肩右后 4 种胎位。是最不利于分娩的胎位。除死胎及早产儿胎体可折叠而自然娩出外,足月活胎不可能经阴道自然娩出。若不及时处理,容易造成子宫破裂,威胁母儿生命。

【病因】

肩先露的常见原因:①经产妇所致腹壁松弛,如悬垂腹时子宫前倾使胎体纵轴偏离骨产道,斜向一侧或呈横产式;②早产儿,尚未转至头先露时;③前置胎盘;④骨盆狭窄;⑤子宫异常或肿瘤,影响胎头入盆;⑥羊水过多。

【诊断】

1.腹部检查

子宫呈横椭圆形,子宫横径较正常妊娠宽,子宫底高度低于孕周,官底部及耻骨联合上方空虚;母体腹部一侧触及胎头,另侧触及胎臀。肩前位时,胎背朝向母体腹壁,触之宽大平坦;肩后位时,母体腹壁触及不规则的胎儿小肢体。胎心在脐周两侧最清楚。根据腹部检查多能确定胎位。

2.肛门检查或阴道检查

胎膜未破者不易查清胎位,但横位临产后胎膜多已破裂,若宫口已扩张,阴道检查可触到肩胛骨或肩峰、锁骨、肋骨及腋窝。腋窝尖端指向胎儿肩部及头端位置,据此可决定胎头在母体左或右侧。肩胛骨朝向母体前或后方,可决定肩前位或肩后位。例如胎头在母体右侧,肩胛骨朝向后方,则为肩右后位(图 11-19)。胎手若已脱出于阴道口外,可用握手法鉴别是胎儿左手或右手,因检查者只能与胎儿同侧的手相握。例如肩右前位时左手脱出,检查者用左手与胎儿左手相握,余类推。

3.B 型超声检查

通过胎头、脊柱、胎心等检测,能准确诊断肩先露,并能确定胎位。

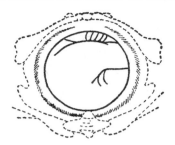

图 11-19　根据腋窝方向及肩胛骨位置确定胎位

【对分娩的影响】

(1)横位的先露部为肩,对宫颈口及子宫下段贴合不均匀,常发生胎膜早破及宫颈乏力。

(2)胎膜破裂羊水外流,胎儿上肢或脐带容易脱垂,导致胎儿窘迫,以致死亡。

(3)临产后,宫缩不断加强,胎肩及胸廓一部分被挤入盆腔内,胎体折叠弯曲,胎颈被拉长,上肢脱出于阴道口外,胎头和胎臀被阻于骨盆入口上方,形成忽略性(嵌顿性)肩先露(图 11-20),为对母体最不利的胎位。随子宫收缩继续增强,子宫上段越来越厚,子宫下段被动扩张越来越薄,由于子宫上下段肌壁厚薄相差悬殊,形成环状凹陷,并随宫缩逐渐升高,甚至可以高达脐上,形成病理缩复环,为子宫破裂的先兆,若不及时处理,将发生子宫破裂。忽略性肩先露时,妊娠足月无论活胎或死胎均无法经阴道娩出,增加产妇手术产及术中术后出血、感染等几率。

【临床表现】

肩先露不能紧贴子宫下段及宫颈内口,缺乏直接刺激,容易发生宫缩乏力;胎肩对宫颈压力不均,容易发生胎膜早破。破膜后羊水迅速外流,胎儿上肢或脐带容易脱出,导致胎儿窘迫甚至死亡。

【处理】

1.妊娠期

定期产前检查,妊娠后期发现肩先露,及时采用胸膝卧位、激光照射(或艾灸)至阴穴矫正。上述矫正方法无效,应试行外转胎位术转成头先露,并包扎腹部以固定胎头。若行外转胎位术失败,应提前住院决定分娩方式。

2.分娩期

应根据胎产次、胎儿大小、胎儿是否存活、宫口扩张程度、胎膜是否破裂、有无并发症等,综合判断决定分娩方式。

(1)足月活胎,伴有产科指征(如狭窄骨盆、前置胎盘、有难产史等),应于临产前行择期剖宫产术。

（2）初产妇、足月活胎，临产后应行剖宫产术。

（3）经产妇、足月活胎，首选剖宫产术。若宫口开大 5cm 以上，破膜不久，羊水未流尽，可在硬膜外麻醉或全麻下行内转胎位术，转成臀先露，待宫口开全助产娩出。

（4）双胎妊娠足月活胎，第二胎儿为肩先露，可行内转胎位术。

（5）出现先兆子宫破裂或子宫破裂征象，无论胎儿死活，均应立即行剖宫产术。术中若发现宫腔感染严重，应将子宫一并切除。

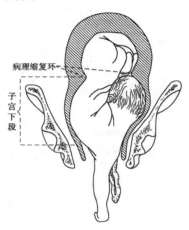

图 11-20　忽略性肩先露

（6）胎儿已死，无先兆子宫破裂征象，若宫口近开全，在全麻下行断头术或碎胎术。术后应常规检查子宫下段、宫颈及阴道有无裂伤。若有裂伤应及时缝合。注意防治产后出血，给予抗生素预防感染。

七、复合先露

胎头或胎臀伴有肢体（上肢或下肢）作为先露部同时进入骨盆入口，称为复合先露。临床以一手或一前臂沿胎头脱出最常见，多发生于早产者，发病率为 0.8‰～1.66‰。

【病因】

胎先露部与骨盆入口未能完全嵌合，或在胎先露部周围有空隙均可发生。以经产妇腹壁松弛者、临产后胎头高浮、骨盆狭窄、胎膜早破、早产、双胎妊娠及羊水过多等为常见。

【临床经过及对母儿影响】

仅胎手露于胎头旁，或胎足露于胎臀旁者，多能顺利经阴道分娩。只有在破膜后，上臂完全脱出则能阻碍分娩。下肢和胎头同时入盆，直伸的下肢也能阻碍胎头下降，若不及时处理可致梗阻性难产，威胁母儿生命。胎儿可因脐带脱垂死亡，也可因产程延长、缺氧造成胎儿窒迫，甚至死亡等。

【诊断】

常因产程进展缓慢行阴道检查时发现。以胎头与手复合先露最为常见，应注意与臀先露及肩先露相鉴别。

【处理】

发现复合先露，首先应排除头盆不称。确认无头盆不称，让产妇向脱出肢体的对侧侧卧肢体常可自然缩回。脱出肢体与胎头已入盆,待宫口近开全或开全后上推肢体,将其回纳,然后经腹部下压胎头,使胎头下降,以产钳助娩。若有明显头盆不称或伴有胎儿窘迫征象,应尽早行剖宫产术。

第四节 异常分娩的诊治要点

产力、产道及胎儿等任何一种或两种及以上因素发生改变,均可导致分娩异常,判断和处理时应当综合考虑。如骨盆狭窄可导致胎位异常及宫缩乏力,宫缩乏力亦可引起胎位异常。而后两种因素异常通过人为调节,有望转化为正常。

【原因】

产力、产道及胎儿单项或复合异常,均可导致分娩异常。

1.产力异常

包括各种收缩力异常(子宫、腹肌及膈肌、肛提肌),其中主要是子宫收缩力异常。子宫收缩力异常又分为收缩乏力(协调性子宫收缩乏力及不协调性子宫收缩乏力)及过强(协调性子宫收缩过强及不协调性子宫收缩过强)。子宫收缩乏力可致产程延长或停滞;子宫收缩过强可引起急产或严重的并发症。

2.产道异常

有骨产道异常及软产道异常,以骨产道狭窄多见。骨产道狭窄(入口、中骨盆、出口),可导致产力异常或胎位异常。骨产道过度狭窄,即使正常大小的胎儿也难以通过(头盆不称)。

3.胎儿异常

包括胎位异常(头先露、臀先露及肩先露等)及胎儿相对过大。

【临床表现及诊断】

明显的胎位异常、胎儿发育异常、软产道或骨产道异常,在产前容易诊断。而多数的异常分娩发生在分娩过程中。

(一)母亲方面

1.产妇全身衰竭

产程延长,产妇烦躁不安、体力衰竭、进食减少。严重者出现脱水、代谢性酸中毒及电解质紊乱,肠胀气或尿潴留。

2.子宫收缩力异常

应区别是子宫收缩乏力或过强。临床上多见继发性宫缩乏力,当骨盆狭窄、头盆不称或胎位异常时,产程开始一段时间宫缩正常,随着胎头下降受阻,胎头不能紧贴子宫下段及宫颈内口,造成继发性子宫收缩乏力。产妇精神紧张或不适当地应用缩宫素,可出现子宫收缩不协调。如双胎妊娠及羊水过多时,子宫壁过度伸展致使子宫收缩乏力,宫颈水肿或宫颈扩张缓慢、停滞;子宫收缩过强,胎头下降受阻,可发生先兆子宫破裂甚至子宫破裂。

3.胎膜早破

头盆不称或胎位异常时,先露部与骨盆之间有空隙,前后羊水交通,前羊膜囊受力不均,宫缩时,胎膜承受压力过大而破裂。羊水过多、双胎妊娠、重度宫颈裂伤也容易发生胎膜早破,胎膜早破往往是异常分娩的先兆,必须查明有无头盆不称或胎位异常,破膜后应立即听胎心,注意有无脐带脱垂。

(二)胎儿方面

1.胎头水肿或血肿

产程进展缓慢或停滞时,胎头先露部软组织长时间受产道挤压或牵拉使骨膜下血管破裂,形成胎头水肿(又称产瘤)或头皮血肿。

2.胎头下降受阻

临产后,发现胎头下降受阻,应想到骨盆狭窄、胎位异常、子宫收缩乏力、软产道异常、胎头过大、胎儿畸形、子宫痉挛狭窄环等。潜伏期胎头迟迟不入盆,应检查胎头有无跨耻征,警惕宫缩乏力及头盆不称。活跃期及第二产程,胎头下降速度<1cm/h或停留原处,最多见为中骨盆狭窄及持续性枕后位及枕横位、脐带缠绕过紧等。分娩过程中,颅骨缝轻度重叠,有利于胎儿娩出。骨产道狭窄致产程延长时,胎儿颅骨缝过度重叠,表明存在头盆不称。

3.胎儿窘迫

产程延长,尤其第二产程延长,导致胎儿缺氧,胎儿代偿能力下降或失代偿可出现胎儿窘迫征象。

(三)产程曲线异常

可以单独存在,也可以并存。

1.潜伏期延长

为潜伏期超过 16 小时。

2.活跃期延长

为活跃期超过 8 小时。活跃期宫口扩张初产妇<1.2cm/h、经产妇<1.5cm/h,提示活跃期延长。

3.活跃期停滞

为活跃期宫口扩张停止>4 小时。

4.第二产程延长

初产妇第二产程>2 小时(硬膜外麻醉无痛分娩时以超过 3 小时为标准),经产妇第二产程>1 小时,称为第二产程延长。

5.胎头下降延缓

在宫颈扩张减速期及第二产程时,胎头下降最快。此阶段下降速度初产妇<1.0cm/h、经产妇<2.0cm/h,称为胎头下降延缓。

6.胎头下降停滞

减速期后胎头下降停止>1 小时,称为胎头下降停滞。

7.滞产

总产程超过 24 小时,称为滞产。

临产后应密切注意产程进展,认真绘制产程图。当产程图中出现产程进展异常情况,积极寻找原因,做出相应的处理。

【处理】

尽可能做到产前预测，产时及时准确诊断，针对原因适时处理。无论出现哪种产程异常，均需仔细评估子宫收缩力、胎儿大小与胎位、骨盆狭窄程度以及头盆关系等，综合分析决定分娩方式。

1.一般处理

解除产妇的恐惧与精神紧张，补充足够营养，鼓励进食，必要时给予 10％葡萄糖液、维生素 C 和补充电解质。可给予温肥皂水灌肠，出现尿潴留时应予以导尿。

2.产科处理

凡有先兆子宫破裂、骨盆明显狭窄或明显畸形、肩先露、颏后位、高直后位、前不均倾位、初产妇混合臀位或足位、臀位伴有骨盆狭窄、巨大胎儿、联体胎儿等，均应考虑剖宫产术。若遇有轻度头盆不称，特别是骨盆入口平面临界性狭窄，要结合产力、胎位及胎儿大小等条件，给予充分试产的机会。对于中骨盆及出口平面的头盆不称及有妊娠合并症试产要慎重。

若有明显头盆不称、高直后位、颏后位及前不均倾位均应剖宫产。第一产程末及第二产程出现胎头下降延缓或停滞，可能是胎头在中骨盆平面与出口平面受阻。若为持续性枕横位或枕后位，可考虑徒手旋转胎头至枕前位，胎头继续下降，当 S≥＋3，可自然分娩或行低位产钳及胎头吸引助产，若 S≤＋2，应行剖宫产术。

试产过程中，必须检查胎心。胎心率变快、转慢或不规律，特别是胎心监护出现重度变异减速或晚期减速，基线变异减小等，应警惕胎儿窘迫，并寻找原因，对症处理。经处理，若胎心仍不见好转，宫口已开全者，应行阴道助产，估计短时间内不能经阴道分娩者，应行剖宫产术。

试产时必须严密观察产力、胎心、宫口扩张和胎先露下降情况。试产时间不宜过长，一般 2～4 小时，人工破膜后不超过 2 小时。在试产过程中发现潜伏期及活跃期延长，宫口扩张延缓或停滞，胎头下降延缓或停滞等异常情况，首先应进行阴道检查，如发现有明显头盆不称应行剖宫产术；如无头盆不称，潜伏期延长，应使用镇静剂哌替啶 100mg 或地西泮 10mg 静脉推注，可很快转入活跃期，如应用镇静剂后或转入活跃期出现子宫收缩乏力，可使用缩宫素加强产力，常用 2.5U 缩宫素加入 5％葡萄糖液 500ml 内，调整滴注速度，使宫缩间隔 2～3 分钟，持续 1 分钟左右。宫口扩张 3～5cm 时，可行人破膜，如胎头下降顺利，可经阴道分娩；如应用缩宫素及人工破膜 2 小时，胎头下降仍不明显，应查明原因，如有明显头盆不称或胎位异常，需行剖宫产术。

参考文献

[1]乐杰.妇产科学[M].7 版.北京:人民卫生出版社,2008.

[2]丰有吉,沈铿.妇产科学[M].2 版.北京:人民卫生出版社,2011.

[3]张惜阴.实用妇产科学[M].北京:人民卫生出版社,2003.

[4]陆再英,钟南山.内科学[M].7 版.北京:人民卫生出版社,2008.

[5]刘文娜.妇产科护理学[M].北京:人民卫生出版社,2008.

[6]张惜阴,戴钟英,于传鑫.实用妇产科学[M].北京:人民卫生出版社,2004.

[7]乐杰,谢幸,丰有吉.妇产科学[M].第 6 版.北京:人民卫生出版社,2004.

[8]李美芝,王蔼明,乔杰.妇科内分泌学[M].北京:人民军医出版社,2001.

[9]涂冰,韦安阳,邢福祺.不孕不育的诊断与治疗[M].北京:人民军医出版社,2004.

[10]葛秦生,连利娟.生殖内分泌与妇科疾病诊治手册[M].北京:科学技术文献出版社,2006.

[11]马宝章,刘瑞芬,杜惠兰.中医妇科学[M].上海:上海科学技术出版社,2006.